PATHOLOGIE und KLINIK
IN EINZELDARSTELLUNGEN

HERAUSGEGEBEN VON

L. ASCHOFF · H. ELIAS · H. EPPINGER
FREIBURG I. BR.   WIEN   KÖLN A. RH.

C. STERNBERG · K. F. WENCKEBACH
WIEN   WIEN ·

BAND IV

THROMBOSE

VON

A. DIETRICH

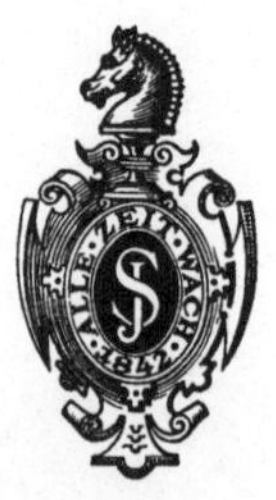

BERLIN UND WIEN

VERLAG VON JULIUS SPRINGER

1932

THROMBOSE
IHRE GRUNDLAGEN UND IHRE BEDEUTUNG

VON

PROFESSOR DR. A. DIETRICH
DIREKTOR DES PATHOLOGISCHEN INSTITUTS
DER UNIVERSITÄT TÜBINGEN

MIT 26 ABBILDUNGEN

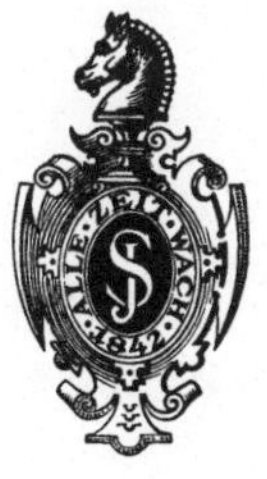

BERLIN UND WIEN

VERLAG VON JULIUS SPRINGER

1932

ISBN 978-3-7091-5252-2   ISBN 978-3-7091-5400-7 (eBook)
DOI 10.1007/978-3-7091-5400-7

Vorwort.

Das vorliegende Buch bringt eine Darstellung der Lehre von der Thrombose, wie ich sie mir in mehr als 20jähriger Bearbeitung dieses Gebietes der allgemeinen Pathologie gebildet habe. Wie jede wissenschaftliche Arbeit beruht sie auf der Verfolgung des Schrifttums, dessen Ergebnisse gesichtet und mit eigenen Versuchen und Erfahrungen verglichen wurden. Es sollte jedoch kein Sammelreferat gegeben, sondern die selbstgebildete Auffassung in den Vordergrund gestellt werden. Daher wurde das Schrifttum nur soweit angeführt, als unmittelbar auf eine Arbeit oder eine Ansicht Bezug genommen wurde. Es soll damit nicht der Wert anderer Arbeiten herabgesetzt werden, die nicht nähere Erwähnung fanden, und nicht gesagt sein, daß die von mir vertretenen Auffassungen nicht schon Vorgänger und Parallelen gehabt haben. Auch die Kritik solcher Auffassungen, denen ich nicht beistimmen konnte, vermochte ich nur mit Beschränkung aufzunehmen.

So möge man den Versuch erkennen, aus der unübersehbaren Fülle von Arbeiten den Kern herauszuschälen und mit eigenen Ergebnissen zu einem einheitlichen Bilde von einem bedeutungsvollen pathologischen Vorgang zu gestalten.

Tübingen, im Oktober 1931.

A. Dietrich.

Inhaltsverzeichnis.

I. Geschichtliche Entwicklung der Lehre von der Thrombose.

Wem die erste Feststellung einer Pfropfbildung in Gefäßen zuzuschreiben ist, wird verschieden beantwortet. BAUMGARTEN nennt J. L. PETIT (1731). Aber wir dürfen wohl VIRCHOW folgen, wenn er die wissenschaftliche Betrachtung der Thrombose mit HUNTER (1784) beginnen läßt. Die aufblühende pathologische Anatomie brachte die mit Verstopfungen verbundenen Gefäßerkrankungen derart in den Mittelpunkt der Aufmerksamkeit, daß CRUVEILHIER (1829) den Satz aufstellen konnte: „Die Frage der Phlebitis beherrscht die ganze Pathologie".

Wir begegnen in dieser frühen Entwicklungszeit schon Auffassungen, die an noch heute umkämpfte Standpunkte anklingen. So leitete HUNTER sowohl die festen Abscheidungen, wie die Eiterausfüllung der Venen von entzündlichen Veränderungen der Wand ab. Diese Lehre blieb vorherrschend bis zu CRUVEILHIER, der den Thrombus als eine fibrinöse Abscheidung der Gefäßwand ansah und jede Entzündung mit einer Gerinnung in den kleinen Gefäßen (Capillarphlebitis) beginnen ließ. BAILLIE dagegen hatte (1786) den Blutstillstand als wesentliche Ursache einer intravasalen Gerinnung angenommen, ebenso BOUCHUT die marantische Thrombose als Blutgerinnung aufgefaßt, was LAËNNEC u. a. anerkannten. ROKITANSKY wiederum ging von einer primären entzündlichen Veränderung des Blutes (Hämitis) oder einer chemischen Störung (Faserstoffkrase) aus. Wandveränderung, Strombehinderung, veränderte Blutbeschaffenheit treten uns entgegen.

Der junge VIRCHOW packte sofort diese brennendste Frage seiner Zeit an (1845) und erkannte, daß sie von der Blutgerinnung aus gelöst werden müsse. *Pfropfbildung* (Thrombose) im Gefäß und *Gerinnung* außerhalb setzte er gleich. Letztere aber hielt er für eine lediglich durch Stillstand und Sauerstoffmangel bedingte Ausfällung des Faserstoffs. Daher führte er die Gerinnung im Gefäß auf gleiche mechanische Bedingungen zurück. *Stillstand oder Verlangsamung des Blutstroms* wurde die gemeinsame Grundlage aller Thromben. Zweifellos stehen nach ihm Venenentzündung (Phlogose) und Thrombose in Beziehung, aber die Entzündung spielt sich in der Wand ab und ist oft erst Folge der Thrombose. Eine Abscheidung von der Wand ins Blut lehnt er ab. Wenn VIRCHOW auch die Schädigung der Gefäßwand und die chemischen Veränderungen des Blutes nicht verkannte, so war das gemeinschaftliche für alle Thrombosen die Aufhebung oder Behinderung der Blutströmung.

Die weitere Forschung ließ jedoch Unterschiede zwischen Thrombose und Gerinnung erkennen. MANTEGAZZA (1869) und ZAHN (1875) fanden den weißen Thrombus, der aus Leukocyten und körnigem Material besteht und der als *Abscheidungsthrombus* gegenüber dem roten Gerinnungsthrombus erkannt wurde. Die körnigen Massen aber waren von dem dritten Formelement des Blutes, den *Blutplättchen* BIZZOZEROS gebildet, deren Abscheidung aus dem strömenden Blut EBERTH und SCHIMMELBUSCH (1884) in grundlegenden Versuchen verfolgten. Mit Recht wird die Arbeit dieser beiden Forscher als eine klassische bezeichnet; sie ist heute noch ein Meisterwerk der Beobachtung. Die mechanischen Verhältnisse der Strömung sind nach ihnen die beherrschenden Vorbedingungen für Randstellung und Anhäufung der Blutplättchen, die zur Verschmelzung (Konglutination) kommen, während das Fibrin aus der Blutflüssigkeit ausfällt (Koagulation). Veränderungen der Gefäßwand (Rauhigkeiten bei Verletzung, Ätzung u. a.) allein genügen nicht, ebenso treten primäre Blutveränderungen (Gerinnungsneigung) gegenüber den örtlichen Bedingungen zurück.

BAUMGARTENS Versuch (1876) hatte aber schon vorher gezeigt, daß selbst in doppelt unterbundener Gefäßstrecke, entsprechend der wenig beachteten Lehre BRÜCKES von der gerinnungshemmenden Kraft der Gefäßwand, Blut flüssig bleibt, falls nicht *Wandverletzung* oder *Blutschädigung* hinzutreten. Die Wandschädigung wurde von RIBBERT in den Vordergrund gestellt, die Blutschädigung wiederum von KLEBS, WEIGERT, LÖWIT betont, auch für LUBARSCH ist das Absterben der Blutzellen die führende Veränderung. Vom Blut wirkende Schädlichkeiten fanden ihre besondere Betonung in der Lehre, daß *Infektion* eine hauptsächliche Grundlage jeder Thrombose bilde (CORNIL, WIDAL, VAQUEZ, KRETZ). Die Klinik versuchte zwischen den nichtinfektiösen (blanden) Thromben und infektiösen (septischen) Thromben zu unterscheiden, wobei die unmittelbare Anwesenheit der Krankheitserreger im Thrombus oder in der entzündlich veränderten Wand vorausgesetzt wurde und das Auftreten einer postoperativen Thrombose geradezu als ein Vorwurf mangelhafter Asepsis erschien.

Die Betonung der *Kreislaufstörung* als des bestimmenden Faktors der Thrombenbildung behielt jedoch die Oberhand. Auch in der zusammenfassenden Darstellung BENEKES und in der Besprechung der Thrombose auf der Karlsruher Tagung der Gesellschaft deutscher Naturforscher und Ärzte (1911), bei der sowohl die allgemein pathologische Darstellung durch ASCHOFF die Kreislaufverhältnisse in den Vordergrund stellte, als auch die Kliniker (DE LA CAMP, KRÖNIG und BECK) ihre Folgerungen über Ursachen, Verhütung und Behandlung der Thrombose dem gleichen Vorstellungskreise entnahmen.

Die Kriegsjahre brachten neue Erfahrungen über die Thrombose nach Verletzungen und Wundinfektion (BORST, DIETRICH), und nach dem Krieg wandte sich die Aufmerksamkeit den noch offenen Fragen in erhöhtem Maße zu unter dem Eindruck einer auffallenden *Steigerung der Häufigkeit* von Thrombose und Embolie.

Wir stehen heute wieder mitten in einer Erörterung, an der sich alle Forschungsrichtungen beteiligen, voller Gegensätzlichkeiten der Fragestellung, der Methoden und der Ziele. Es entspricht dem Zug der Zeit, daß neben den Bedingungen der Blutströmung der Zusammensetzung der Blutflüssigkeit mehr Aufmerksamkeit geschenkt, sie sogar ganz in den Vordergrund gerückt wird. Andererseits führt der Weg der Pathologie mehr und mehr von der ursächlichen Betonung einzelner morphologischer oder physiologischer Erscheinungen weg zu einer Betrachtung gegenseitiger Beziehungen (Relationen) und deren Störungen, in denen krankhafte Vorgänge ihre Bedingungen unter wechselnder Beteiligung einzelner finden.

Aus der Fülle der Arbeiten und Auffassungen das wesentliche zu sammeln und zu sichten, sowie aus dem gesicherten Bestand ein *Bild vom Wesen der Thrombose* zu entwerfen, muß das Ziel dieser Abhandlung sein.

II. Die Grundlagen der Thrombose.

Thrombus bedeutet geronnenes Blut ($\vartheta\varrho o\mu\beta o\omega$, ich mache gerinnen). Dem entspricht noch die Auffassung VIRCHOWS, nach der Thrombose einer *intravasculären Blutgerinnung* gleichgesetzt wurde. Wir sahen bereits, daß diese Begriffsfassung bald zu eng wurde, da vielseitigere Vorgänge bei der Bildung fester Massen in der Gefäßbahn mitspielen. Wir verstehen daher unter Thrombus allgemein einen im Blutgefäß gebildeten festen Pfropf, der so überwiegend von Bestandteilen des Blutes selbst zusammengesetzt wird, daß andersartige Pfropfbildungen einer besonderen Zusatzbezeichnung bedürfen, z. B. Geschwulstthrombus.

Thrombose ist die Abscheidung eines festen Pfropfes aus den Bestandteilen des Blutes innerhalb der Gefäßbahn.

Aber unter den Vorgängen einer Blutpfropfbildung spielt Blutgerinnung (Koagulation), die Ausscheidung eines festen Faserstoffes, wenn auch nicht die ausschließliche, so doch eine überaus wichtige Rolle. Beherrscht sie die Zusammensetzung eines Thrombus ganz oder nahezu vollständig, so sprechen wir von *Gerinnungsthrombus* (Koagulationsthrombus). Geht die Pfropfbildung jedoch aus einer Abscheidung von Formbestandteilen des Blutes hervor, so haben wir den *Abscheidungsthrombus,* bei dem die *Zusammenballung* (Agglutination) bestimmter Elemente, sowie ihr *Zusammenkleben* (Konglutination) und *Zusammensintern* (Kongelation) eintreten oder ihre Anhäufung an bestimmter Stelle erfolgen kann. Ferner kann es zu *Ausfällungen* bei Blutauflösung (Hämolyse) kommen oder im Blutplasma *Niederschlagsbildung* (Präcipitation) entstehen oder eine Anhäufung von *Trümmern,* die aus den Blutzellen oder von Gewebsbestandteilen stammen, eintreten.

Dazu kommen nun noch die *Kreislaufverhältnisse,* sowie die Beziehungen zwischen Gefäßwand und Blut, von denen Gerinnung oder Abscheidung an bestimmter Stelle abhängen. Alle diese Grundlagen einer Thrombose werden wir in ihrer Bedeutung näher betrachten müssen.

A. Änderungen der Blutbeschaffenheit.

1. Die Blutgerinnung.

a) Das Wesen der Blutgerinnung.

Wir verstehen darunter das Festwerden des Blutes bei Austritt aus einem Gefäß. Hierbei tritt eine nicht umkehrbare (irreversible) Umwandlung einer im Blutplasma vorhandenen Eiweißgruppe, des *Fibrinogens,* in festes *Fibrin* ein.

Nach VIRCHOWs Vorstellung war dies ein recht einfacher Vorgang: Ausfällung des Faserstoffes durch Sauerstoffmangel. Aber ALEXANDER SCHMIDT (1862) erkannte das Zusammenwirken verwickelter Verhältnisse und begründete die heute noch verbreitete Auffassung von der Blutgerinnung als eines *fermentativen Vorgangs.* Im Blutplasma sind Fibrinogen und ein inaktives Ferment (Prothrombin) vorhanden, das durch eine extravasculär aus Leukocytenzerfall entstandene zymoplastische Substanz aktiviert wird. Fibrinogen wird dabei in Fibrin und Fibrinoglobulin gespalten. HAMARSTEN wies die Notwendigkeit der Kalksalze für die Gerinnung nach. Weiterhin bauten MORAWITZ, FULD und SPIRO die Fermenttheorie, namentlich durch genauere Feststellung des aktivierenden Faktors, der Thrombokinase aus, die von Blutplättchen, Leukocyten oder Gewebssaft geliefert wird.

Im Ablauf der Blutgerinnung sind nach HAMARSTEN drei Hauptphasen zu unterscheiden: in der ersten Phase, der *Reaktionszeit,* wird das Ferment (Thrombin) dadurch gebildet, daß im Plasma vorhandenes Thrombogen (Prothrombin) unter Anwesenheit von Kalksalzen durch Thrombokinase aktiviert wird. In der zweiten Phase der *Gerinnungsdauer* spaltet das Thrombin aus dem Fibrinogen das Fibrin ab. Als dritte Phase tritt die Retraktion des Blutkuchens und Auspressung des Serums hinzu.

Zahlreiche Forscher haben sich mit geringeren oder größeren Abänderungen dieser Lehre befaßt. So hat BORDET die in dem Blutplasma enthaltende aktivierende Substanz als ein thermostabiles Lipoid (Cytozym) angesprochen, das mit dem Serozym (Prothrombin) in Gegenwart von Kalksalzen Thrombin bildet. Die wasserlösliche Thrombokinase von MORAWITZ sei ein zusammengesetzter, erst gebildeter Körper. Auch HOWELL trat für die Lipoidnatur (Cephalin) der aktivierenden Substanz ein. Er nahm vor allem im Plasma ein Antiprothrombin an, das mit dem von ihm dargestellten Heparin identisch ist. Die aus Gewebsextrakten gewonnene aktivierende Substanz (Thromboplastin) neutralisiert das Antithrombin und ermöglicht die Umwandlung des Prothrombins bei Gegenwart von Kalksalzen.

In ihrer weiteren Entwicklung ist die Lehre von der Gerinnung keineswegs einfacher geworden. Fuchs verknüpft mit einer Anlehnung an die Auffassung von Morawitz immunbiologische Vorstellungen. Nach ihm entspricht das im Blutplasma durch Antithrombin gebundene Prothrombin dem Komplementmittelstück eines serologischen Systems. Durch Cytozym (Kinase), das aus Blutplättchen, Leukocyten, roten Blutkörperchen und Gewebszellen entsteht, erfolgt jedoch eine optimale Bindung des Prothrombins, aus dem mit Kalksalzen Thrombin entsteht. Die mangelnde Gerinnung des Blutes bei Hämophilie und durch Pepton erklärt Fuchs aus einem überwiegenden Antithrombingehalt.

Am fraglichsten in dem ganzen komplizierten System erscheint wohl die Berechtigung, von einem fermentativen Vorgang zu sprechen. Und so hat man die Lösung des Gerinnungsvorgangs in *physikalisch-chemischer Betrachtungsweise* versucht, doch haben die Theorien von Nolf, Heckma, sowie von Herzfeld und Klinger keine allgemeine Geltung erlangt.

In der neuesten Darstellung von Stuber und Lang vereinigen sich chemische, aber nicht fermentative Vorgänge in der ersten Phase mit physikalisch-chemischen Vorgängen der zweiten Phase.

Die erste Phase der Gerinnung wird eingeleitet von der *Blutglykolyse*, die im strömenden Blut bei unversehrten Blutzellen ganz gering ist, aber bei deren Schädigung einsetzt. Die gebildete Säure bewirkt eine Abnahme der elektrischen Ladung der Plasmakolloide, vor allem des Fibrinogens, das nun in der zweiten Phase ausgeflockt wird. Die Wirkung gerinnungshemmender Mittel beruht in der Aufhebung der Glykolyse (z. B. durch Heparin, Pepton) oder in der Stabilisierung der Eiweißkörper, (z. B. durch Oxalat oder Citrat), durch die Bildung maximal ionisierter Eiweißsalze. Die Aufhebung einer spezifischen Kalkwirkung durch diese Stoffe lehnen sie ab. Das stärkste gerinnungsbeschleunigende Mittel ist die Kohlensäure, der auch im strömenden Blut diese Rolle zukommt.

Doch bestehen auch gegen diese Vorstellung Bedenken, vor allem darin, daß Säurefällung des Fibrinogens reversibel, Fibrinfällung aber irreversibel ist. Auch widerspricht es der Erfahrung, daß kohlensäurereiches Blut leichter gerinnen soll. Andererseits nimmt die Gerinnungsfähigkeit des Blutes mit steigendem Zuckergehalt zu, auch ist die gerinnungsfördernde Wirkung von Organextrakten an die Anwesenheit von Kreatin und Milchsäure gebunden (Partos und Svec).

Wir führen alle diese Theorien an, um zu zeigen, wie verwickelt noch die Vorstellungen über das Wesen der Blutgerinnung sind und wie weit sie noch einer Klärung bedürfen. Vorerst knüpfen noch die Vorstellungen, soweit sie für die Thrombose in Betracht kommen, am besten an die Auffassung von Morawitz und die nahestehenden Lehren an, wobei die Fermentnatur des ganzen Herganges nebensächlich erscheint (WÖHLISCH).

b) Die Abhängigkeit der Blutgerinnung von der Blutzusammensetzung.

In den Gerinnungstheorien kommt bereits die Mitwirkung der verschiedenen Blutbestandteile zum Ausdruck. Deren Rolle wird noch bedeutungsvoller, wenn wir die Möglichkeiten der Gerinnung innerhalb der Gefäßbahn in Betracht ziehen und die Abweichungen der zusammengesetzteren Pfropfbildungen von der einfachen Gerinnung beleuchten wollen. Von vornherein ist hierfür ein *gesteigerter Anstoß zur Gerinnung* vorauszusetzen, der in einer verstärkten Einwirkung auf das Gerinnungssystem oder in einer erhöhten Bereitschaft dieses liegen kann. Wir können vermehrte Gerinnungsneigung *(Hyperinose)* und herabgesetzte Gerinnungsneigung *(Hypinose)* unterscheiden, die bis zu lang anhaltender Verzögerung der Gerinnung, ja Ungerinnbarkeit gehen kann. Es ist deren Abhängigkeit von den einzelnen körperlichen Bestandteilen oder der Blutflüssigkeit zu prüfen.

Rote Blutkörperchen. Von den körperlichen Bestandteilen des Blutes kommt den roten Blutkörperchen die geringste Rolle im Gerinnungssystem zu. Bei der Beobachtung des Gerinnungsvorgangs im hängenden Tropfen (BENEKE) tritt zwar gleichzeitig mit der noch zu beschreibenden Plättchenagglutination die bekannte Geldrollenbildung ein, die auf Änderung der Oberflächenspannung beruht, doch unterbleiben weitere Formveränderungen. Die Geldrollen trennen sich sogar später wieder und erst dann lassen sich myelinartige Abströmungen von der Oberfläche, ja auch feine Fädenbildungen erkennen. Diese Veränderungen spielen sich aber auch im defibrinierten und Citratblut ab. Sie haben also mit der Gerinnung selbst nichts zu tun. Teilweise legen sich rote Blutkörperchen sternförmig um Plättchenhaufen und werden dann in das aufschießende Fibrinnetz einbezogen. Ebenso geht im zentrifugierten Blut die Gerinnung nicht von der Säule der roten Blutkörperchen aus, sondern von der darüberliegenden feinen Schicht der Blutplättchen und Leukocyten (Crusta phlogistica).

Nach STUBER und LANG kämen die roten Blutkörperchen als Träger des glykolytischen Ferments in Frage, dessen Tätigkeit den Gerinnungsprozeß einleitet, und die Reduktion des Hämoglobins kann eine Voraussetzung für die anaerobe Glykolyse bilden. Aber eine Notwendigkeit ist diese Wirkung nach der unmittelbaren Beobachtung des Gerinnungsvorgangs im blutkörperchenfreien Plasma nicht. Im ganzen erscheint die *Rolle der roten Blutkörperchen* im Gerinnungsvorgang als *eine passive.*

Erhöhung der Zahl der roten Blutkörperchen (Polycythämie), die zumeist mit Erhöhung der Gesamtblutmenge (Plethora vera) verbunden ist, bringt keine meßbare Steigerung der Blutgerinnungsfähigkeit mit sich. Die Neigung zur Thrombose bei dieser Erkrankung ist also nicht allein aus der Zahl der Blutkörperchen, sondern aus der Gesamtänderung der Blutbeschaffenheit zu erklären, wobei die mangelnde Sauerstoffsättigung nach STUBER und LANG eine Rolle spielen kann. Ebenso ist die Verminderung der Zahl der roten Blutkörperchen (Anämie) mit soviel anderen Verschiebungen der Blutzusammensetzung verbunden, daß sie auch nicht für die Änderung der Gerinnungsfähigkeit verantwortlich ist.

Leukocyten. Den weißen Blutkörperchen (Leukocyten) wurde von ALEXANDER SCHMIDT und MANTEGAZZA die wesentliche Bildung des Fibrinferments zugeschrieben. Auch WEIGERT und WELCH hielten ihren Anteil für unbedingt notwendig, ebenso HAUSER, der die Bedeutung der Leukocyten für die Gerinnung von Exsudaten hervorhob. Doch ist in den älteren Arbeiten die Trennung der Blutplättchen von den Leukocyten noch nicht durchgeführt und auch die Stichhaltigkeit der anderen Beobachtungen überschätzt. Die Gerinnungsfähigkeit eines Blutes mit pathologischer Leukocytenvermehrung (Leukämie) ist erhöht, jedoch ist in solchem Blut das ganze kolloidchemische Verhältnis so erheblich gestört, daß die Gerinnungssteigerung nicht wesentlich von den Leukocyten abzuhängen braucht. Wenn andererseits bei Leukocytenarmut (Leukopenie) die Gerinnungsfähigkeit herabgesetzt ist, so kann auch dies von der Gesamtänderung der Blutbeschaffenheit abhängen.

Zweifellos können Leukocyten bei ihrem Zerfall, wie andere Zellen, aktivierende Stoffe (Gewebskoaguline oder Thrombokinase) abgeben. Dies ist jedoch nicht wesentlich und tritt keineswegs bei spontaner Blutgerinnung ein. Sie bleiben vielmehr im Gerinnsel lange erhalten. Im gerinnenden Bluttropfen lagern sich die Leukocyten, ebenso wie rote Blutkörperchen um Plättchenhaufen und werden dann erst in das Fibrinnetz eingeschlossen. Sie können auch in einem Fibrinhäutchen die Beweglichkeit bewahren (KLEMENSIEWICZ).

Was hauptsächlich an den gelapptkernigen Leukocyten (Granulocyten) beobachtet ist, gilt in gleicher Weise für die Lymphocyten und die an Zahl zurücktretenden einkernigen Formen (Monocyten). Alles in allem weisen die Beobachtungen entgegen den älteren Auffassungen auf eine untergeordnete Rolle der weißen Blutkörperchen hin. Wenn sie nach STUBER und LANG als Träger glykolytischen Ferments einen Einfluß ausüben, so äußert sich ein solcher nicht in ihrem morphologischen Verhalten. Ihr Untergang ist erst eine weitere Folge.

Wie bei der extravasalen Gerinnung ist auch bei der Abscheidung eines Pfropfes an der Gefäßwand die von ZAHN den Leukocyten zugeschriebene Rolle ganz gegenüber dem Anteil der dritten körperlichen Bestandteile, den Blutplättchen, in den Hintergrund getreten.

Blutplättchen. An der Bedeutung der Blutplättchen für den Gerinnungsvorgang herrscht heute kein Zweifel. Diese kleinsten, zuerst von ZIMMERMANN (1848) als Elementarkörperchen bezeichneten Gebilde

wurden von Bizzozero (1882) unter dem Namen *Blutplättchen* als selbst-
ständige Formbestandteile erkannt und auch in ihrer schon von Mantegazza angenommenen Bedeutung für die Blutgerinnung beschrieben.
Zwar war ihre Herkunft noch lange umstritten. Klebs, Löwit, Arnold
u. a. sahen in ihnen Splitter und Trümmer, vor allem von roten Blutkörperchen, auch V. Schilling hält noch an ihrer Herkunft von Innen-
körpern der roten Blutkörperchen fest. Wenn es auch schwer ist, allerlei
Abschnürungsprodukte und Trümmer von Blutplättchen zu unterscheiden, so sind diese doch nach ihrem Bau und Verhalten als einheitliche Bildungen anzusehen. Sie wurden sogar von Eberth, Deetjen,
namentlich von Dekhuyzen als Zellen angesprochen, ebenso wie die
größeren Spindeln des Amphibienblutes. Der darauf begründete Name
Thrombocyten hat namentlich in der Physiologie und Klinik große Verbreitung, trotzdem seit den Untersuchungen von Wright keine Berechtigung mehr dafür besteht (s. Bürker). Vor allem liegt sicherlich die
Funktion dieser Gebilde nicht in der Gerinnungsförderung allein, vielmehr kommt ihnen eine erhebliche Bedeutung im Stoffwechsel zu als
feinste, *oberflächenaktive Teilchen* und Fermentträger, wie aus ihrer
starken Vermehrung bei jeder Injektion artfremder Eiweißstoffe her-
vorgeht. Beträchtlich ist nach neueren Untersuchungen auch die anaerobe
Glykolyse (Endres und Kobowitz).

Wir leiten mit Wright die Blutplättchen von den *Knochenmarksriesenzellen*
(Megakaryocyten) ab, die kleine Protoplasmateilchen in das Blut abstoßen. Bei
Blutverlusten und anderen regeneratorischen Anforderungen kann man den völligen
Aufbrauch der Zellen beobachten (Ogata) und die Ausschwemmung der übrig-
gebliebenen Zellkerne, aber auch losgelöster ganzer Megakaryocyten in die Lungen
verfolgen. Diese Auffassung wird allen morphologischen und funktionellen Eigentümlichkeiten gerecht, ebenso der alte Name Bizzozeros *Blutplättchen*.

Im menschlichen Blut werden neuerdings verschiedene Formen
unterschieden (Boshamer): Die kleinen Blutplättchen bilden etwa die
Hälfte aller und nehmen besonders bei Regeneration zu (Milzexstirpation, Eiweißinjektion). Sie werden als Jugendformen angesprochen.
Sodann gibt es die mittelgroßen, stäbchenförmigen Gebilde und große
Formen (Riesenplättchen), die als Zeichen überstürzter Neubildung
erscheinen.

Die *Zahl der Blutplättchen* ist sehr großen Schwankungen unterworfen und nur schwer zuverlässig zu bestimmen. Von den verschiedenen
Methoden ist wohl die von Flössner am genauesten. Während der
Verdauung steigt die Zahl, ebenso nach Injektion von artfremdem Material
aller Art. Blutverlust ist von erheblicher Einschwemmung der Plättchen
gefolgt und hiermit steigt die Gerinnungsfähigkeit des Blutes. Ebenso
besteht eine *Plättchenvermehrung* bei Infektionen, oft nach anfänglicher
Verminderung (Scharlach u. a.), bei Chlorose, Leukämie, Carcinom
und anderen chronischen Erkrankungen. Auch Milzexstirpation ist
von Plättchenzunahme gefolgt. Jedoch geht die Blutgerinnungszeit
keineswegs der Plättchenzunahme parallel. Hohe Plättchenzahlen

können sogar mit verlängerter Gerinnungszeit verbunden sein (STUBER und LANG). Auf der anderen Seite ist *Plättchenverminderung* (Thrombopenie), selbst bis zu fast völligem Schwund meist, aber keineswegs zwangsläufig mit Verlängerung der Gerinnungszeit verknüpft. Blutungszeit und Gerinnungszeit gehen hierbei auseinander. Verminderung der Plättchenzahl tritt ein nach Arbeit (Ergostat, CACCURCI), wobei nach 24 Stunden eine Steigerung einsetzt, ebenso nach Operationen, worauf vom 5. Tage ab eine Überhöhung der Ausgangszahl erreicht wird (HUECK). Experimentell ist durch Pepton oder durch Gelatine Plättchenschwund zu erzielen. Pathologisch ist eine Thrombopenie bei fieberhaften Erkrankungen (Typhus, Pneumonie, Sepsis), vor allem bei der Purpura haemorrhagica (thrombopenische Purpura, FRANK), bei der aber normale Gerinnungszeit bestehen kann.

So ist denn neben der Zahl der *Beschaffenheit der Plättchen* eine Bedeutung zugesprochen worden. Verminderte Fähigkeit der Plättchen zur Agglutination wird als *Thrombasthenie* (MORAWITZ) bezeichnet. Mit ihr kann verlängerte Blutungszeit bei normaler Gerinnungszeit des Blutes verbunden sein. Wenn also bei der Gerinnung die Agglutination der Plättchen eine Rolle spielt, ist sie allein nicht ausschlaggebend für den Gerinnungsablauf. Sie bedeutet nicht schon an sich einen Gerinnungsvorgang. Die Fähigkeit der Zusammenballung wird vor allem auch durch die Zusammensetzung des Blutplasmas mitbedingt (ROSKAM). Sie geht dem Fibrinogengehalt parallel (STARLINGER) und ist von der elektrischen Ladung abhängig.

Blutplättchen besitzen eine *negative elektrische Ladung,* die kleiner ist als die der roten Blutkörperchen, und zwar ist sie abhängig von der H-Ionenkonzentration des Blutplasmas. Jede Säurevermehrung bedingt eine Herabsetzung der Plättchenladung und Begünstigung ihrer Zusammenballung (STUBER und LANG). Ferner ist sie abhängig von der Eiweißzusammensetzung. Ein hoher Gehalt an feindispersen Eiweißkörpern (Albuminosen) bedingt hohe Ladung, eine Vermehrung der grobdispersen Stoffe, Globulin und Fibrinogen, setzt die Ladung herab. Endlich haben die kleinen Plättchenformen, die bei regeneratorischer Einschwemmung auftreten, eine geringere elektrische Ladung als die großen Formen.

Zur Messung der elektrischen Ladung der Blutplättchen und ihrer Agglutinationsfähigkeit benutzten STUBER und LANG, wie schon STARLINGER, die Bestimmung des isoelektrischen Punktes bei Zusatz von Lanthannitrat in einer besonders konstruierten Kammer. Sie zeigten, daß Kohlensäureanhäufung im Blut zu einer Abnahme der elektrischen Plättchenladung und gesteigerten Agglutination führt. Bei Hämophilie fanden sie die elektrische Ladung stark erhöht, dagegen bei Kranken mit spontaner Thrombose wesentlich herabgesetzt.

Der *Anteil der Blutplättchen an der Blutgerinnung* läßt sich bei der Beobachtung des Gerinnungsvorgangs an einem Blutstropfen

verfolgen (BENEKE). Es tritt zunächst eine Zusammenballung (Agglutination) von kleinen Plättchengruppen ein, wobei ihre Ränder unter
Aufquellung verschwinden (Kongelation). Rote Blutkörperchen lagern
sich um sie in rosettenförmiger Anordnung. Sodann tritt in enger Abhängigkeit von den Häufchen die Fibrinabscheidung in ausstrahlenden,
feinen, vielfach krystallähnlichen Fäden ein, die sich netzförmig ver-
flechten und alle körperlichen Bestandteile umspinnen. Immer bilden
einzelne Plättchen oder Häufchen die Knotenpunkte der Fibrinaus-
strahlung, die erst später auch im freien Plasma auftritt. Schließlich
verschwinden die Plättchen vollständig. Die Gerinnung im zentrifugierten Blut ist ebenfalls an die Schicht der Plättchen gebunden,
von der aus das Geflecht der Fibrinfäden die Masse der roten Blutkörperchen und das freie Plasma durchdringt. Auch im Blutplasma
schwebende Plättchenhaufen bilden Mittelpunkte der Gerinnung. Übrigens
wird auch im optisch leeren Plasma die Ausfällung von Fibrin in feinen
Nadeln beobachtet (STÜBEL, MANGOLD und KITAMURA).

Wenn in dieser Darstellung der Anteil der Blutplättchen als Zentren
der fädigen Fibrinbildung im Vordergrund steht, so ist doch darauf
hinzuweisen, daß Fibrin auch in anderer Weise auftreten kann. Schon
VIRCHOW läßt alle Faserstoffgerinnung mit einem *gallertigen Stadium*
beginnen, einer homogenen strukturlosen Masse. Sie läßt sich am besten
an dem feinen Häutchen erkennen, das die Oberflächen vieler Thromben
überzieht. Die Bildung dieses gallertigen Fibrins, der *primären Fibrinmembran,* als Vorläufer der fädigen Ausscheidung hat LAKER (1884)
genauer beschrieben und haben GUTSCHY, sowie KLEMENSIEWICZ weiter
verfolgt. Auf einem sorgfältig gereinigten Glas, das von austretendem
Blut getroffen oder in ein Blutgefäß eingeführt wird, schlägt sich dieses
zarte Häutchen nieder, das erst die körperlichen Bestandteile festhält.
Es ist auch darzustellen, wenn man die Blutgerinnung nach der Methode
ARNOLDs in den Maschen eines feinen Holundermarkplättchens beobachtet. Das Häutchen ist zu erkennen, wenn nach 10 bis höchstens
20 Sekunden das mit Blut beschickte Holunderplättchen in Magnesium-
sulfat abgespült wird. Später findet sich fädiges Fibrin (TROSCHÜTZ).
Also kann Fibrin unmittelbar aus dem Plasma zur Ausscheidung
kommen, ohne an ein Zentrum körperlicher Bestandteile gebunden
oder gar von deren Zerfall abhängig zu sein, wie ARNOLD, SCHWALBE
u. a. glaubten. Wir werden sehen, wie gerade dieser Vorgang für die
Thrombose wichtig ist.

Wir haben auf alle diese Einzelheiten eingehen müssen, um einer-
seits zu zeigen, in welcher Beziehung die Blutplättchen zur Blutgerinnung,
sowie ihrer Steigerung und Herabsetzung stehen, und andererseits schon
jetzt darauf hinzuweisen, daß gerade in dem verschiedenen Anteil der
Blutplättchen ein wesentlicher *Unterschied zwischen einfacher Gerinnung
und Thrombose* liegt. Plättchenagglutination ist noch keine Gerinnung,
andererseits ist die Zusammenballung der Plättchen für den Beginn

der Thrombose wohl wichtig, aber auch noch nicht für sich allein als Thrombose zu bezeichnen.

Blutplasma. Die Bedeutung des Blutplasmas für die Gerinnungsfähigkeit liegt hauptsächlich in dem *Gehalt an gerinnungsfähigen Eiweißsubstanzen*.

Blutplasma stellt ein Kolloidgemisch dar, dessen leichtest ausflockende Fraktion das *Fibrinogen* ist, ihm folgen die *Globuline* und am Schluß stehen die feindispersen *Albumine*. Teilchengröße (Dispersität) und elektronegative Ladung bestimmen die Kolloidstabilität des Systems (STARLINGER). Verschiebung der Blutplasmazusammensetzung nach Seite der Globulinfibrinogenfraktion bedeutet Erhöhung der Gerinnungsfähigkeit, nach Seite der Albuminfraktion Verminderung der Gerinnungsneigung. Von der Zusammensetzung und der elektrischen Ladung des Plasmas wird aber auch die Ladung der darin schwebenden roten Blutkörperchen und Blutplättchen bestimmt.

Wir dürfen jedoch nicht vergessen, daß die Gerinnungsfähigkeit des Blutes wohl weitgehend von den Faktoren der Eiweißzusammensetzung und der elektrischen Ladung abhängt, aber noch die Auslösung des Gerinnungsvorgangs hinzutreten muß, die nach der Fermentlehre in der Aktivierung des Thrombins, nach der kolloidchemischen Vorstellung in Änderung der Reaktion besteht. Ob im völlig körperchenfreien Plasma alle Elemente zur Auslösung der Gerinnung vorhanden sind und nur eines Fremdkörperreizes bedürfen, ist umstritten, da es kaum möglich ist, das Vorhandensein von Zerfallsprodukten der hinfälligen Blutplättchen auszuschließen.

c) Die Gerinnungsfähigkeit in der Gefäßbahn.

Innerhalb der Blutbahn ist stets das Gerinnungssystem in seiner Vollständigkeit von Plasma und körperlichen Bestandteilen vorhanden. Die Gerinnungsfähigkeit und Gerinnungsneigung wird also nur von der verschiedenen Menge und Bereitschaft der Faktoren bestimmt. Auch höchste Bereitschaft braucht nicht zur Auswirkung zu kommen, sofern nicht ein Anstoß hinzutritt. Also kann auch in der *Stärke des Anstoßes* ein weiterer Faktor des Gerinnungsvorgangs liegen. Daher ist bei gesteigerter oder verminderter Gerinnung des Blutes zu prüfen, ob die Veränderung der Beschaffenheit des Blutplasmas oder der Einfluß auf einen anderen Faktor des Systems maßgeblich ist.

Gerinnungsfördernd wirken innerhalb der Gefäßbahn die Einführung von destilliertem Wasser, Alkohol, Chloroform durch Zerstörung von zelligen Bestandteilen des Blutes und Freimachen von Kinase, Einbringung von Organpreßsäften (Gewebskoagulin), von Gelatine, der Einfluß von Röntgenstrahlen, der wohl über die Milz geht (STEPHAN). Nach Blutverlust tritt ebenfalls Steigerung der Gerinnungsfähigkeit ein, durch Erhöhung der Plättchenzahl und Veränderung der Plasmakolloide.

Gerinnungshemmend wirken Pepton, vielleicht durch Einschwemmung von Heparin oder nach STUBER und LANG durch Aufhebung der Glykolyse, Arsenobenzol, Germanin, Hirudin (Blutegelextrakt), Phosphor, Thorium X, Kobragift. Vermindert ist die Gerinnungsfähigkeit im Zustand der Anaphylaxie und Cholesterinämie, auch bei Cholämie (Funktionsschädigung der Leber).

Hauptsächlich wird aber die Auslösung der Gerinnung innerhalb der Gefäßbahn durch das Verhalten der Gefäßwand bestimmt. *Unversehrtheit der Gefäßwand* ist der wichtigste gerinnungshemmende Faktor, der nur durch erhöhte Gerinnungsfähigkeit oder verstärkte Gerinnungsauslösung überwunden werden kann.

Wir können aus diesen Darlegungen die *Bedingungen der reinen Pfropfbildung durch Gerinnung* (Gerinnungsthrombose) ersehen. Die Voraussetzung einer sehr raschen Auslösung der Gerinnung (Fermentthrombose) oder eines gleichmäßigen Ablaufs des Gerinnungsvorgangs in einem Gefäßabschnitt ohne Änderung der Verteilung der körperlichen Blutbestandteile werden nur selten erfüllt. Bei den meisten Thromben bildet die Gerinnung nur einen Teil der Erscheinungen, wie bereits bei der Beteiligung der Blutplättchen erwähnt wurde. Darin liegt der wesentliche Unterschied, der uns nötigt, Blutgerinnung und Thrombose voneinander zu trennen. Der Begriff intravasculäre Blutgerinnung ist zu eng. Wenn ihn HEUSSER noch aufrecht erhalten will, muß er die Thrombenbildung als „eine besondere Art der intravasculären Gerinnung" bezeichnen.

Ohne Blutgerinnung ist ein Thrombus nur in wenigen Fällen und in beschränkter Ausdehnung zu beobachten, Blutgerinnung aber allein genügt nicht, das ganze wechselvolle Verhalten der Blutpfropfbildung zu erklären, vor allem nicht die Beziehungen zu bestimmten Stellen der Gefäßbahn, die großen Unterschiede im Bau und das Fortschreiten der Thromben.

d) Die Feststellung der Blutbeschaffenheit.

Daraus geht zugleich die Bedeutung einer klinischen *Feststellung der Gerinnungsfähigkeit* des Blutes für die Frage einer drohenden Thrombosegefahr hervor. Eine extravasculär erhöhte Gerinnungszeit gibt nur einen Faktor, aber keinen Maßstab für die sonstigen Bedingungen zur Thrombenbildung. Wohl ist bei starker Herabsetzung der Gerinnbarkeit anzunehmen, daß, wie auch im Experiment, der Anteil des Gerinnungsthrombus am Ort einer Thrombose vermindert sein würde. Kleinere Schwankungen der Hyperinose und Hypinose sind aber nicht verwertbar. Ferner ist zu berücksichtigen, daß einer Herabsetzung der Gerinnungsfähigkeit, z. B. nach Germanineinspritzung, eine kompensatorische Erhöhung folgt.

Die *Messung* der Blutgerinnungszeit wird nach LAMPERT durch die *Benetzbarkeit* der Pipetten und Schälchen wesentlich beeinflußt. Stark benetzbare Körper, z. B. Glas, beschleunigen die Gerinnung, sie ziehen die Blutplättchen vermöge ihrer Oberflächenkräfte an und bringen sie zum Zerfall. Daher empfiehlt er Schälchen und Pipetten aus Kunstharz (Athrombit) oder Bernstein, sowie zur Blutentnahme Nadeln aus rostfreiem Stahl (Ainit). Auch die Retraktion des Blutkuchens und das

Abpressen des Serums ist nach ihm von der Benetzbarkeit der Oberfläche abhängig. Wie weit diese physikalischen Bedingungen auch für das Verhalten in der Blutbahn maßgebend sind, bedarf wohl noch weiterer Prüfung.

Ebenso haben Schwankungen in der Zahl der weißen Blutkörperchen, abgesehen von leukämischen Zuständen, keine wesentliche Bedeutung, sowohl für die Bestimmung der Gerinnungsfähigkeit, wie für die Bildung von Zusammenklumpungen. Die Bestimmung der Blutplättchenzahl ist ebensowenig eindeutig zu verwerten. Ob die Untersuchung der *Plättchenladung* nach STUBER und LANG weiterführt, bleibt abzuwarten. Auch sie würde nur einen Teilfaktor des ganzen Vorgangs treffen, der für die Größe der Ablagerung an einer sonst begünstigten Stelle des Gefäßsystems in Betracht käme.

Die Bestimmung der Plasmazusammensetzung wird durch die refraktometrischen Methoden ermöglicht, wie sie von REISS, ROBERTSON. STARLINGER u. a. angegeben sind und besonders von HEUSSER in ihrer praktischen Verwendung zur Feststellung von Veränderungen unter pathologischen Bedingungen geprüft wurden. Auch die Viscosität (Viscosimeter von HESS) gibt einen Anhalt für die Eiweißzusammensetzung (Eiweißspiegel) des Plasmas. Der einfachste Indicator ist die *Senkungsreaktion* nach WESTERGREEN oder LINZENMEIER, die auch von LÖHR und HEUSSER gerade für die Frage der Thrombosebereitschaft in umfangreichen klinischen Untersuchungen als zweckmäßige Methode erkannt wurde. Die Senkungsgeschwindigkeit der roten Blutkörperchen (Suspensionsstabilität) setzt sich zwar auch aus verschiedenen Faktoren zusammen, doch ermöglicht sie als „Resultante der veränderten Plasmabeschaffenheit" (HEUSSER) eine rasche Übersicht. Weitgehend gestattet sie jedenfalls einen Rückschluß auf die Verschiebung der Eiweißfraktionen und die damit zusammenhängende elektrische Ladung, die auch wiederum die Plättchenagglutination beeinflußt. Die mikroskopische Senkungsreaktion nach KRIELE gestattet die Plättchenagglutination neben der Senkung roter Blutkörperchen zu verfolgen. Sie muß aber noch weiter erprobt werden.

Die Messung der *Senkungsgeschwindigkeit* des Blutes gewährt also einen Einblick in die kolloidale Zusammensetzung und elektrische Ladung der Blutflüssigkeit. Dies ist nicht nur für die Gerinnung, sondern auch für die Zusammenballung der Blutplättchen von Bedeutung, also für weitere Faktoren der Thrombose. Unmittelbare Schlüsse für eine Thrombenbereitschaft gewährt sie auch nicht, aber doch einen Einblick in die Blutbeschaffenheit, der weitergeht als einfache Gerinnungsmessung.

Ebenso geht eine andere Methode über die Feststellung der Gerinnbarkeit hinaus. MORAWITZ und JÜRGENS beschrieben als *Capillarthrombometer* einen Apparat, mit dem sich die Zusammenballung der Blutplättchen feststellen läßt. Es werden etwa 10 ccm Blut durch Venenpunktion entnommen und auf 2 paraffinierte Gefäße mittels rhythmischer Pumpbewegung durch eine Glascapillare hin- und her-getrieben. Durch die Plättchenagglutination wird die Capillare verstopft und ein angebrachtes Manometer zeigt die Druckerhöhung an. Die gemessene Zeit bis zum Eintritt der Verstopfung ist kürzer als die Gerinnungszeit, durchschnittlich 3—4 Min. und wird von MORAWITZ und JÜRGENS als *„Thrombosezeit"* bezeichnet. Bei Purpura haemorrhagica sehen sie eine erhebliche Verlängerung der Plättchenagglutination, aus der sie auf eine „Thrombasthenie schließen". KUNTZEN hat an Tieren bei chronischer Vergiftung durch Autogase eine Verkürzung dieser Thrombosezeit erhalten und daraus auf erhöhte Thrombenbereitschaft geschlossen.

Es ist gegen die Methode der Einwand zu erheben, daß bei der Abhängigkeit der Plättchenagglutination von der Plasmazusammen-setzung und elektrischen Ladung auch hierbei zusammengesetzte Faktoren mitwirken, wie bei der Senkungsreaktion auch. Vor allem ist, wie schon bemerkt, Plättchenagglutination noch keine Thrombose, daher die Bezeichnung Thrombosezeit bedenklich und ein Rückschluß auf Throm-boseneigung im Körper wäre erst auf ausgedehnte Erfahrungen zu stützen.

Zusammenfassend ist zu sagen, daß keine meßbare Veränderung der Gerinnungsfähigkeit des Blutes das Zustandekommen von Pfropf-bildungen (Thromben) während des Lebens zu erklären vermag, ab-gesehen von extremen Fällen der Gerinnungsauslösung.

Ebensowenig sind wir imstande, aus Zusammensetzung und Be-schaffenheit des Blutplasmas oder aus der Zahl und Beschaffenheit der körperlichen Bestandteile das Auftreten einer Thrombose zu erklären. Erhöhte Gerinnungsfähigkeit, Verschiebung der Eiweißzusammensetzung und der elektrischen Ladung, erhöhte Senkungsgeschwindigkeit, Ver-mehrung und Agglutinationsfähigkeit der Plättchen sind alles Faktoren, die bei der Entstehung eines Thrombus mitwirken, aber den Beginn, die Größe und das Schicksal einer Pfropfbildung, vor allem den Ort nicht zu bestimmen vermögen.

e) Unterschied des Aufbaues von Blutgerinnseln und Thromben.

Blutgerinnsel außerhalb der Gefäßbahn zeichnen sich durch ein gleichmäßiges Netz von Fibrinfasern aus, dessen Maschen von roten Blutkörperchen ausgefüllt sind. Weiße Blutkörperchen liegen darin verteilt, nur vereinzelt in kleinen Häufchen. Blutplättchen sind nicht zu erkennen, sie sind an den Knotenpunkten des Fibringeflechts längst untergegangen.

Reine *Gerinnungspfröpfe* im Gefäß können bei plötzlicher Gerinnung der ganzen Blutsäule, z. B. bei Injektion von Gewebsextrakt gleiches Verhalten bieten. Meist ist hierbei das Fibrinnetz ein sehr dichtes. Aber das sind seltenere Vorkommnisse. Überwiegend lassen die als

Gerinnungsbildungen erscheinenden roten Thromben einen wechselnden Bau erkennen: Zusammenklumpungen von weißen Blutkörperchen, schlierenförmige Züge von Fibrin entsprechend Stromwirbeln und zusammengeballte Plättchenmassen mit Leukocyten. Natürlich darf die Beurteilung nicht von einer Stelle aus erfolgen.

Leichengerinnsel werden als Cruor- und Speckhautgerinnsel unterschieden. Erstere zeichnen sich schon dadurch gegenüber roten Thromben aus, daß sie das Gefäß nicht ausfüllen und keine Verbindung mit der Wand haben. Sie sind glatt, glänzend und elastisch. Das Mikroskop zeigt vorwiegend rote Blutkörperchen in einem Fibrinnetz, Leukocyten in ungleichmäßiger Verteilung, vielfach noch Fibrin in strahliger Anordnung um kleine Plättchenhaufen (Fibrinsterne). An der Oberfläche besteht eine abschließende dichtere Fibrinschicht (BENEKE). *Speckhautgerinnsel* haben ein Absetzen des Blutes zur Vorbedingung, wie im Reagensglas. Sie bilden sich bei ruhiger Lage des Körpers in den großen Gefäßen und im Herzen, und zwar als eine obere Schicht unter dem flüssigen Serum, darunter das rote Gerinnsel. Ungemein dichte Fibrinsterne um gröbere Plättchenzentren zeigen ihre langsame Entstehung an. Es geht aber nicht mehr an, sie als ein Zeichen langer Agone anzusehen. Sie erfordern nur gute Gerinnungsfähigkeit des Blutes und ruhige Lage.

Erstickungsblut (starke Kohlensäureüberladung) bleibt flüssig oder führt nur zu lockerem roten Gerinnsel.

Umstritten war lange die Frage, ob noch auf Leichengerinnseln geformte Ablagerungen entstehen können. Man sieht gelegentlich kleine weiße Flöckchen roten oder weißen Gerinnseln des Herzens und großer Venen aufgelagert (ROST, RIBBERT). Sie bestehen aus Plättchenhaufen und Leukocyten. Da bei Eintritt der Totenstarre des Herzens noch geringe Wirbelbildungen vorkommen, ist ein Zusammenballen der geformten Bestandteile vor der vollständigen Gerinnung des Blutes und eine Abscheidung an der Oberfläche, sowie auch Schichtung im Innern sehr wohl möglich. Es geht zu weit, hierbei von postmortalen Thromben zu sprechen.

Eine Unterscheidung postmortaler Gerinnsel und Thromben sucht NIPPE durch ihr Verhalten bei der Härtung. Leichengerinnsel bleiben in Formalin zusammenhängend und elastisch, rote Thromben werden trocken und brüchig. Meist sind diese Unterschiede schon ohne Härtung deutlich, indem Thromben gegenüber den glänzenden, elastischen Gerinnseln trocken und brüchig erscheinen.

2. Andere Veränderungen der Blutbeschaffenheit.

a) Zusammenballung (Agglutination).

Es gibt noch außer der Ausfällung des Faserstoffs, der Gerinnung, andere Möglichkeiten der Bildung fester Teilchen im Blut, von denen

Pfröpfe in ihrem Entstehen gefördert werden können. Hierzu gehört die *Agglutination* der roten Blutkörperchen, ihre innige Zusammenballung, die zum Verschmelzen der Konturen führt. Geldrollenbildung (s. o.) ist noch keine Agglutination. Es sind stärkere Veränderungen der Oberfläche, die zur Verklumpung führen, z. B. durch Gifte wie Ricin und Abrin, die im Reagensglas Klümpchenbildung hervorrufen, auch bei intravenöser Injektion. Es können hierdurch kleinere Gefäße, vor allem der Lungen, verstopft werden, wozu noch Lösung (Hämolyse) hinzutreten kann. Wässeriger Extrakt von *Bohnen* wirkt ebenfalls verklumpend. Agglutination tritt ferner durch körperfremdes Serum ein, sowohl durch artfremdes, z. B. Rinderserum gegenüber Kaninchenblut, als durch artgleiches (Isoagglutination). Die Unterscheidung von Blutgruppen (LANDSTEINER), die aufeinander agglutinierend wirken, spielt ja heute eine große Rolle.

Durch Behandlung von Kaninchen mit Hundeblut ließ sich in eigenen Versuchen ein Serum erzielen, das bis 1:3000 fast nur agglutinierte. Dieses Serum, sowie Bohnenextrakt rief bei Einbringen in eine abgebundene Gefäßstrecke des Kaninchens (Jugularvene) sofortige rote Pfropfbildung hervor. Aber mit den roten Blutkörperchen wurden zugleich Leukocyten und Blutplättchen verklumpt und hierdurch Gerinnung ausgelöst. Auch in den Versuchen von KUSAMA, der Ricin in die Blutbahn einbrachte, ließ sich eine Agglutination der roten Blutkörperchen nicht als wesentlich feststellen; es entstanden Blutplättchenverklumpungen und Trümmerpfröpfe. Bei menschlicher Thrombose spielt eine Agglutination roter Blutkörperchen keine wesentliche Rolle.

Anders ist es mit der *Agglutination der Blutplättchen.* Wir haben gesehen, daß jede Gerinnung mit Zusammenballung und Verschmelzung (Kongelation) der Plättchen beginnt. Änderung der elektronegativen Ladung, vor allem durch Verschiebung der Plasmakolloide nach der Globulin-Fibrinogenseite bedingt leichtere Agglutinationsfähigkeit, ebenso Reaktionsänderung (Säuerung), zu der bereits eine Änderung der Kohlensäurespannung im Blut genügt (STUBER und LANG). Sie erhielten in zwei Versuchen bei gesteigerter Kohlensäureatmung kleine Plättchenzusammenballungen, an die sich Leukocyten anlagerten. Aber derartige Plättchenklümpchen können durch verschiedene Einflüsse zustande kommen, sie sind noch keine Thromben, die Bestand haben und zu einer bestimmten Gefäßstelle in Beziehung stehen. So entstehen sie bei Hämolyse in heterologem Serum, bei Einbringen von Blutschatten, destilliertem Wasser, Tusche, Kollargol, Olivenöl (KUSAMA). Derartige Klümpchen können dann in der Lunge, Milz und Leber bei verlangsamter Blutströmung stecken bleiben und weitere Ansammlungen von Blutplättchen herbeiführen. Das sind dann aber Emboli mit sekundären Anlagerungen, keine örtlich entstandenen Thromben.

Nach Vorbehandlung mit abgetöteten und lebenden Bakterien kommt nicht nur im Reagensglas, sondern auch im strömenden Blut eine

Agglutination eingebrachter Keime zustande (DIETRICH und SCHRÖDER) und an diese schließt sich eine Zusammenballung von Blutplättchen und Leukocyten an. Man kann die in Auflösung begriffenen Bakterien in kleinen Klümpchen eingeschlossen erkennen, bald aber nur Trümmer davon bemerken. Aber freie Plättchenhäufchen, auch mit Einschluß von Leukocyten, sind noch nicht Thromben; sie können nur zu der Grundlage von solchen werden, wenn sie mit einer Wandstelle in Verbindung treten und sich andere Abscheidungen anschließen.

b) Lösung roter Blutkörperchen (Hämolyse).

Sie ist der Austritt von Blutfarbstoff aus den roten Blutkörperchen. Sie kann durch osmotische Einflüsse erzeugt werden, z. B. durch destilliertes Wasser oder hypotonische Lösungen, ferner durch Veränderungen der Oberflächenschicht der Blutkörperchen, z. B. durch Saponin oder hämolytisches Blutserum. Nach Austritt des Hämoglobins bleiben die Blutschatten (Stromata) zurück, deren Bau uns nicht weiter beschäftigen soll. Blutschatten, sorgfältig ausgewaschen (Wasserschatten, Saponinschatten, Sublimatschatten), können den Anstoß zur Bildung roter Thromben in einer abgebundenen Gefäßstrecke geben, obwohl sie nur wenig Kinasewirkung gegenüber Fibrinogen erkennen lassen (DIETRICH). Ebenso erhielt KUSAMA durch hämolytisches Serum, destilliertes Wasser, auch durch gelöstes Hämoglobin und Blutschatten Pfröpfe in Lunge, Milz, Leber. Nur zum Teil waren sie durch die Blutschatten selbst bedingt, vorwiegend war eine Plättchenagglutination ausgelöst, auch Fibrinausfällung hervorgerufen worden. Also ist die Wirkung der Hämolyse nur eine indirekte.

Hämolytische Wirkungen können *beim Menschen* vorkommen, z. B. durch Injektion hypotonischer oder blutkörperchenlösender Stoffe. Manche Zwischenfälle bei intravenöser Behandlung lehren dies. Auch andersartiges Serum kann hämolytisch wirken. Ferner zeichnen sich Bakterien durch Hämolysinbildung aus, z. B. Streptokokken und Staphylokokken. Blutserum septisch Kranker kann gegenüber anderem Blut hämolytische Eigenschaften erlangen; dies ist bei Transfusionen zu beachten. Wir sahen (DIETRICH und KUCZYNSKI) bei einem Kriegsverletzten nach Transfusion den Tod eintreten und fanden in den kleinen Lungengefäßen Pfröpfe von Blutschatten. Da Hämolyse auch in entzündeten Gebieten durch Reaktionsänderung des Blutes oder durch bakteriell-toxische Produkte eintreten kann, ist sie als Grundlage kleiner Thromben wohl möglich. Man kann in den entzündlich veränderten Geweben hyaline Pfröpfe beobachten, denen eine gelbliche, von Hämoglobin herrührende Farbe anhaftet. Im allgemeinen kommt aber hämolytischen Prozessen bei der Entstehung größerer Thromben keine Bedeutung zu.

c) Ausfällungen (Präcipitation).

Bei *Präcipitation* denken wir nicht an Niederschlagsbildungen in den Blutkörperchen, wie sie bei manchen Formen der Hämolyse anzunehmen sind, sondern an Ausfällungen im Blutplasma. Hauptsächlich sind die Ausfällungen durch Eiweißsubstanzen im Serum vorbehandelter Tiere bekannt (spezifische Serumpräcipitine, UHLENHUT). Derartige Ausfällungen im Blutplasma einer abgebundenen Gefäßstrecke rufen keine Pfropfbildungen hervor.

Etwas anderes ist die Bildung von *Trümmern* der Blutzellen oder anderer zerstörter Gewebsteile, die ins Blut gelangen, auch gröbere Ausfällungen im Blut, z. B. durch Äther oder Chloroform. Bei ausgedehnter Verbrennung der Haut kann z. B. das Blut voll von solchen kleinsten Trümmern sein, die in Dunkelfeldbeleuchtung ein lebhaftes Spiel tanzender Körnchen geben. Derartige Trümmer können den Kern kleiner Gefäßverstopfungen im befallenen Gebiet, z. B. Haut, bilden mit weiterer Anlagerung von Plättchen und Fibrin, auch Verstopfungen von Organgefäßen in Lunge, Milz, Niere. Wir sprechen von *Trümmerpfröpfen* (spodogenen Thromben, ASCHOFF). Auch bei Ätzung der Gefäßwand, z. B. mit Argentum nitricum bilden sich Niederschläge am Endothel (SCHWALBE, HANSER, DEREWENKO), an die sich Plättchen anlagern. Bei intravenösen Injektionen, auch bei Resorption aus Krankheitsherden, wären ähnliche Niederschlagsbildungen wohl denkbar. Sie sind bisher nicht näher beachtet worden.

3. Die Bedeutung von Änderungen der Blutbeschaffenheit für die Thrombose.

Die geschilderten Blutveränderungen können unmittelbar durch zwei Vorgänge zur Pfropfbildung führen: durch Gerinnung des Blutplasmas (Koagulation) und durch Zusammenklumpung körperlicher Bestandteile (Agglutination), vor allem der Blutplättchen. Die Zusammenballung der anderen Blutzellen, sowie von Blutschatten und Bluttrümmern kommt nur wenig in Betracht.

Alle anderen Veränderungen, die sich an den Körperchen und im Blutplasma feststellen lassen, wirken lediglich begünstigend durch Erhöhung der Gerinnungsneigung (Hyperinose) oder durch Steigerung der Plättchenagglutination.

Letztere leitet den Gerinnungsvorgang im Blut ein. Trotzdem darf Plättchenagglutination nicht ohne weiteres der Gerinnung zugerechnet werden. Sie kann im strömenden Blut eintreten (um Blutschatten, Trümmer u. a.), ohne von weiterer Gerinnung gefolgt zu werden, sie ist auch von der Gerinnungsfähigkeit des Blutplasmas nicht ohne weiteres abhängig. Blutplättchenpfröpfe entstehen in Gefäßen von Tieren, deren Blut durch Hirudin oder Novirudin ungerinnbar gemacht wurde.

Die Vorbedingungen der Blutgerinnung sind im Gesamtblut enthalten, sie bedürfen jedoch der *Auslösung,* die bei Austritt aus den Gefäßen durch Zerfall der Plättchen und Freiwerden von Thrombokinase gegeben ist oder durch Hinzutreten von anderen Kinasespendern (Gewebskoagulin) erfolgt. Im Gefäß hemmt das lebende Endothel den Eintritt der Gerinnung, sie ist nur möglich durch Einflüsse, die erhöhte Gerinnungsbedingungen im Blut schaffen (Kinaseüberschuß, Zerstörung der Blutkörperchen). Die Frage, ob auch unter gewissen Bedingungen vom Gefäßendothel selbst eine Gerinnungsförderung ausgehen kann, wird noch zu besprechen sein.

Man hat Blutgerinnung als einen Absterbevorgang (Nekrobiose) oder als Tod (Nekrose) des Blutes bezeichnet. Der verwickelte Vorgang wird durch diese Vorstellung nicht klarer. Zweifellos ist der Ausgang der Blutgerinnung die Aufhebung der wesentlichen flüssigen Beschaffenheit und der Untergang der Blutzellen. Letztere ist aber Folge, nicht Wesen der Blutgerinnung.

Nachdem wir wissen, daß die Blutplättchen nicht Zerfallsprodukte, auch keine selbständigen Zellen sind, sondern Protoplasmateilchen, deren Funktion in ihrer starken Oberflächenaktivität liegt, besteht auch deren Rolle nicht einfach in einem Untergang. Die Hinfälligkeit gehört zu ihrer Funktion, ebenso wie Zusammenballung und Fermentabgabe. Die Abscheidung des Fibrins als Gelbildung aus dem zusammengesetzten Blutplasma kann als kolloidchemischer Vorgang nicht mit Nekrose bezeichnet werden.

Blutgerinnung ist demnach ein in der Eigentümlichkeit der Blutzusammensetzung und Blutfunktion begründeter Vorgang, der vom Untergang des Blutes gefolgt ist. Das ist etwa mit der Sekretbildung holokriner Drüsen zu vergleichen, bei der auch die Zelle in der Funktion selbst untergeht.

Noch weniger ist es demnach berechtigt, die Pfropfbildung im Gefäß, die *Thrombose,* schlechthin als einen Absterbevorgang (Nekrobiose) zu bezeichnen (Klebs, Weigert, Lubarsch). Beneke muß von einer besonderen Form der Blutnekrose sprechen, ohne damit das Wesen der Thrombose schärfer zu erklären. Das geschieht auch nicht durch B. Fischer-Wasels, der die Bezeichnung als Blutnekrose aufnimmt.

Die Gerinnung umfaßt nur einen Teil der Vorgänge, die zur Blutpfropfbildung führen oder daran beteiligt sind. Der Untergang der Blutelemente ist das Ende, das schon zum Ausgang der Thrombose (Auflösung, Organisation) überleitet. Am Anfang aber stehen, vor der Gerinnung, Lebensvorgänge verschiedener Art, deren Betrachtung wir uns zuwenden müssen.

Es ist aber am Schluß dieses Abschnitts ausdrücklich darauf hinzuweisen, daß Blut in seiner wechselnden körperlichen und physikalischchemischen Zusammensetzung kein selbständiges Formelement des Körpers, sondern ein Produkt seiner Bildungsstätten ist und einen

Hauptträger des Körperstoffwechsels bildet, im steten Verbrauch und Aufbau. Also ist die Blutzusammensetzung und Blutbeschaffenheit von den Regulationen abhängig, die in geordnetem Maße einwirken müssen. Störungen der Blutbeschaffenheit werden von allgemeinen oder örtlich bedingten Änderungen dieser Regulationen abhängen. Auf solche wird daher auch als Grundlage der Thrombenbildung zu achten sein.

B. Die Behinderung der Blutströmung.

Wir haben schon darauf hingewiesen, daß VIRCHOW die Kreislaufstörung als hauptsächlichste Grundlage der Thrombose betrachtete. Stockendes Blut gerinnt nach ihm ohne weiteres. So kam er zu der Einteilung der *marantischen Thrombose* bei allgemeinem Erlahmen des Kreislaufs, der *Kompressions- und Dilatationsthrombose* bei örtlicher Stagnation, der *Alterationsthrombose,* bei der nach Verletzung der Gefäßwand auch Strombehinderung maßgebend ist. Wir finden diese Gruppeneinteilung heute noch weit verbreitet, obwohl sie uns nichts mehr besagt.

Die Bedeutung des *völligen Stillstands* (Stagnation) wurde zuerst in Frage gestellt. BRÜCKE (1857) erkannte, daß bei Kaltblütern Stillstand im unverletzten Gefäß nicht zur Pfropfbildung führt und er bildete daraus die Ansicht von dem gerinnungshemmenden Einfluß des Gefäßendothels. BAUMGARTEN (1877) zeigte weiter, daß auch bei Warmblütern schonende Gefäßunterbindung keine intravasale Gerinnung auslöst. Selbst in einer doppelt unterbundenen Gefäßstrecke bleibt Blut flüssig. Das Absterben der Blutzellen in dem ausgeschalteten Stück, auf das BENEKE und LUBARSCH soviel Wert legen, führt keine Gerinnung herbei. Sie tritt nur ein bei Schädigung der Wand, z. B. durch Ätzung mit Höllenstein oder Crotonöl, andererseits bei Infektion oder Hämatom der Umgebung, ebenso bei Einlegen eines doppelt unterbundenen Gefäßes in Fermentlösung (v. DÜRING) durch Resorption gerinnungserregender Stoffe. Nach STUBER und LANG führt doppelte Unterbindung bei erhöhtem Kohlensäuregehalt des Blutes, wobei die elektrische Ladung der Plättchen stark abnimmt, ebenfalls zur Gerinnung. Also müssen Wandschädigung oder Änderung der Blutbeschaffenheit zum Stromstillstand hinzutreten, um selbst in vollkommen abgesperrtem Gefäßabschnitt einen Gerinnungspfropf zu erzeugen. Das haben auch EBERTH und SCHIMMELBUSCH festgestellt und in hundertfältigen Tierversuchen habe ich selbst bei doppelter und einfacher Unterbindung der Vena jugularis des Kaninchens niemals einen Thrombus eintreten sehen, wenn nicht andere Bedingungen seitens der Wand oder des Blutes hinzukommen.

Dem entspricht auch die Erfahrung an menschlichen Gefäßen. Man liest wohl noch in älteren Lehrbüchern, daß Unterbindung des Gefäßes eine Thrombose bis zum nächsthöheren Seitenast zur Folge hat. Immer wieder waren Chirurgen überrascht, wenn ich ihnen bei Kriegsverletzten

die Unrichtigkeit dieser Vorstellung vorwies. Auch an Amputationsstümpfen bleibt eine Thrombose der Arterie und Vene aus oder auf
einen ganz kleinen Pfropf an der Unterbindungsstelle beschränkt, wenn
nicht stärkere Wandschädigungen, z. B. Quetschung mit Intimaein-
rissen oder Stumpfinfektion vorliegen. Man konnte auch an geheilten
Amputationsstümpfen, die zur Stumpfkorrektion reamputiert waren,
nachweisen, daß bei einfacher, reaktionsloser Narbe die Gefäßheilung
ohne Reste eines Thrombus eingetreten war (ROSENTHAL). Ebenso
lassen Massenligaturen in großen Operationsgebieten, z. B. einer Magen-
resektion oder Uterusexstirpation, oft jede Pfropfbildung vermissen,
selbst bei Thrombose der Oberschenkelvene.

Stromstillstand (Stagnation) stellt somit nur eine *Begünstigung der
Thrombenbildung* dar, wenn andere Faktoren hinzutreten, unter denen
wir den Austausch zwischen Wand und Blut als wesentlich erkennen
werden. Aber auch gegenüber der Entstehung der Thrombose lediglich durch *verlangsamte Strömung (Pulsionsthrombose,* ZAHN, BENEKE)
erhoben sich Bedenken. Verlangsamter Blutstrom in erweiterten Gefäßen, z. B. Varicen, kann bei stärkster Füllung jahrelang bestehen,
bis ein hinzutretendes Ereignis den Thrombus herbeiführt. Große
kavernöse Geschwülste enthalten in fast stromlosen Räumen flüssiges
Blut. Jedoch kommt der Verlangsamung und Behinderung der Blutströmung in einem Gefäß für Ort und Formgestaltung eines Thrombus
eine große Bedeutung zu.

Das haben EBERTH und SCHIMMELBUSCH zuerst in ihren klassischen
Versuchen dargetan. Bei einer Änderung des Stromverhaltens, die mit
Verlangsamung oder Wirbelbildung verbunden ist, treten die Blut-
plättchen aus dem Achsenstrom heraus in die plasmatische Randzone.
An einer geschädigten Wandstelle, durch Verletzung, Verätzung oder
Fremdkörper, häufen sie sich an und verschmelzen (konglutinieren).
Ebenso wird in erweiterten Gefäßen oder an einem Vorsprung durch
Stromwirbel der Achsenstrom aufgehoben und die Blutplättchen treten
mit der Wand in Berührung, wobei sie bei fortbestehender Strömung
immer größere Anhäufungen bilden. Es entsteht der Abscheidungspfropf, den ZAHN zuerst beschrieb. Ebenso hat RECKLINGHAUSEN auf
die Wirbelbildung bei Stromverlangsamung hingewiesen. ASCHOFF hat
den Anteil der *Stromwirbel* am Aufbau menschlicher Thromben weiter
verfolgt und in zahlreichen Arbeiten seines Instituts die Bedeutung
der Stromverhältnisse für die Entstehung und den Aufbau der Thromben
ausgebaut.

Das Zustandekommen von Ablagerungen studierte er besonders an
Flußmodellen im Wasserbaulaboratorium (Prof. REHBOCK). An einem
Wehr bilden sich *Wirbel (Walzen)* mit Rückströmung, in deren Bereich
sich feine Teilchen (Sägespäne) in streifigen und netzförmigen Ver-
dichtungen ablagern. Bei schräggesenktem Wehr entstehen zwei Walzen,
innerhalb und außerhalb der Klappe und an den Berührungsstellen kommt

es zur Abscheidung der Schwebeteilchen. Endlich tritt an der Einmündung eines schwächeren Nebenflusses eine *Sandbankbildung* ein (Abb. 1). In ähnlicher Weise hat auch BENEKE sich eine Vorstellung von den hydrodynamischen Gesetzen in einer durchströmten Röhre gemacht und gezeigt, wie durch Ausbuchtung, Erweiterung und durch Hindernisse, ebenso am Zusammenfluß *Wirbel und stehende Wellen* gebildet werden, von denen besonders die plasmatische Randzone betroffen wird.

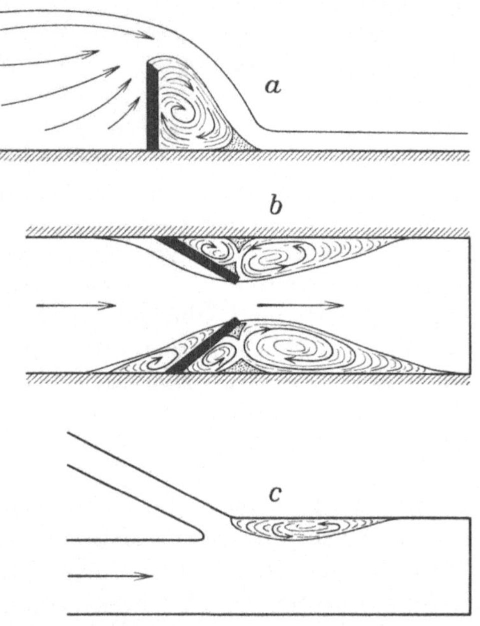

Abb. 1. Wirbel und Sandbankbildungen an einem Hindernis und Zusammenfluß. (Aus ASCHOFF.)

Der *Bau menschlicher Thromben*, besonders der langen fortgesetzten Thromben der großen Venenstämme, läßt die Einwirkung gleicher Strömungsverhältnisse, Wirbel und Sandbankbildungen, anschaulich erkennen (FERGE). Aber auch in der Riffelung wandständiger Thromben der Gefäße und des Herzinnern kommt die wellenförmige Ablagerung zum Ausdruck und in dem zierlichen *Korallenstockbau* (ASCHOFF) drücken sich die Stromlinien aus, in denen die Plättchenlamellen und -fäden wie Wasserpflanzen in einem Bach getrieben werden. Aus der zierlichen Struktur des Längsschnitts eines Thrombus kann seine ganze Bildungsgeschichte abgelesen werden (Abb. 20).

In gleicher Weise läßt sich im Tierversuch zeigen, daß vor einer Gefäßverengerung die Bildung eines Thrombus den Strömungsgesetzen folgt. DIETRICH erhielt zuerst einen solchen gemischten Thrombus durch Injektion von Bact. coli in die Ohrvene bei vorsichtiger Abdrosselung der Vena jugularis (Abb. 2). Auch in den Versuchen von DIETRICH und SCHRÖDER sind die formenden Kräfte der Blutströmung für die Bildung von wirbelförmigen Abscheidungen an den Klappen und vor einer Strombehinderung unverkennbar.

Die Bedeutung der Strömungsverhältnisse ist ferner aus der *Verteilung der Thromben* auf die verschiedenen Gefäßgebiete zu erkennen. Thromben finden sich viel häufiger in *Venen,* in denen der Blutstrom langsamer und leichter gestört ist als in Arterien, trotzdem diese viel mehr Wandveränderungen (Atherosklerose) darbieten. Nach FERGE kommen 76,3°/₀ der Thromben auf die Venen, 23,7°/₀ auf Arterien.

Lubarsch fand in 30,1%/₀ seiner Obduktionen Thromben des rechten Herzens und der Venen, dagegen nur in 7,6%/₀ solche der Schlagadern und des linken Herzens. Unter den Venen sind aber die des Beckens und der Beine weitaus am stärksten betroffen. 633 Thromben der Venen unterhalb des Zwerchfells standen nach der Zusammenstellung von Lubarsch 169 Thromben der oberen Körperhälfte gegenüber, also ein Verhältnis von 3 : 1. Die Begünstigung der Thrombenbildung in Varicen ist zu allgemein bekannt, um darauf näher einzugehen, ebenso die leichte Ausbildung in gestauten Venen der unteren Körperhälfte bei allen allgemeinen Behinderungen des Kreislaufs oder Kreislaufschwäche. Aschoff hat aber auch auf den ungünstigen Abfluß aus der Vena femoralis beim liegenden Kranken hingewiesen, indem das Blut von der Schenkelbeuge erst über den Beckenrand hinaufsteigen muß, um dann in der Vena iliaca abwärts zu fließen. Riedel und Zurhelle wiesen auch auf die ungünstigen Verhältnisse der linken Vena iliaca hin, die von der Art. iliaca und hypogastrica, sowie der sacralis med. überkreuzt und behindert wird. Dem entspricht eine größere Häufigkeit der linksseitigen Schenkelthrombose.

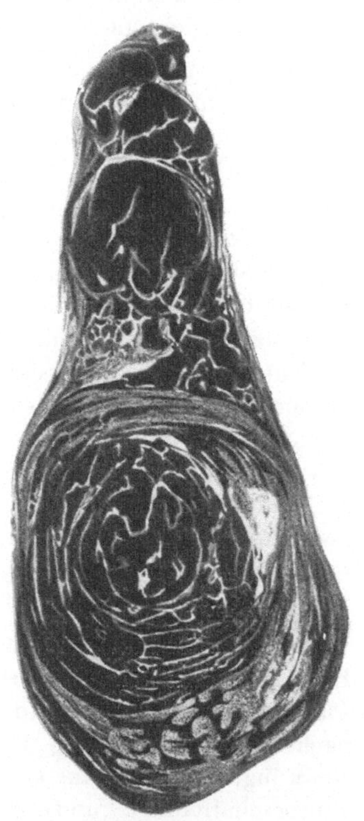

Abb. 2. Wirbelartig angeordneter gemischter Thrombus. Kaninchen. Drosselung der Vena jugularis. Einführung von Bacterium coli. (Dietrich.)

Unter den Venen der oberen Körperhälfte ist aber der Sinus longitud. beim liegenden Kranken ähnlich gestellt. Das Blut muß durch den Sinus transv. und sigmoid. erst in die Vena jugul. hineingehebert werden, wird also ebenfalls leicht bei Stauungszuständen oder Kreislaufschwäche eine starke Verlangsamung erfahren, was der Häufigkeit von Thrombosen entspricht. In den Arterien ist die Begünstigung der Thrombose durch Stromverlangsamung und Wirbelbildung an dem vorwiegenden Anteil von Gefäßerweiterungen (Aneurysmen) zu erkennen. Auf die klinischen Beobachtungen, die für die Bedeutung der Strombehinderung sprechen, vor allem auch auf die Thrombenverhütung bei Hebung des Kreislaufs, soll nicht weiter eingegangen werden (s. a. Fehling u. a.).

Strombehinderung in einem Gefäß, sei es aus allgemeiner Kreislaufschwäche (Marasmus) oder aus örtlich bedingter Behinderung (Dilatation, Kompression) stellt eine *Begünstigung der Thrombenbildung* dar, die

sich besonders dort geltend macht, wo sich mehrere Hindernisse vereinigen, z. B. an Klappen. Im Bau des Thrombus kommen die Strömungsverhältnisse zum Ausdruck, vor allem die Wirbel und Sandbankbildungen an der Stelle des Hindernisses. Über diese von ASCHOFF ausgearbeiteten Formgesetze der Thromben ist heute kein Zweifel mehr,
nur ist die Entstehung der Thrombose damit noch nicht erklärt. Ebensowenig wie Gefäßunterbindung führt Strombehinderung zu Thrombose, wenn nicht noch andere Bedingungen hinzutreten.

Obwohl ASCHOFF die Stromverlangsamung auch als Ursache der
Thromben in erste Linie stellt, hat er das bereits selbst zugegeben,
indem er die Agglutinationsfähigkeit der Blutplättchen als zweite Bedingung hinzunimmt. Menge und Beschaffenheit der Plättchen bestimmen die Leichtigkeit der Ablagerung unter begünstigenden Stromverhältnissen. Auch nach TANNENBERG und FISCHER-WASELS spielt
eine optimale Stromverlangsamung erst eine wichtige Rolle bei gleichzeitiger chemisch-physikalischer Änderung des Blutes, die eine viscöse
Metamorphose der Blutplättchen ermöglicht. Aber das Plättchenhäufchen, das in einem lockeren Schaum besteht, bedarf des Festhaftens
an der Wand, sonst wird es weggespült, wie es EBERTH und SCHIMMEL
BUSCH schon beschreiben. Die Vorstellung kann nicht befriedigen,
daß, abgesehen von stärkeren Veränderungen der Gefäßwand das Endothel sekundär abstirbt und Fibrin frei macht, wodurch die Plättchenmassen mit der Wand verkittet werden (ASCHOFF). Denn es lehrt die
Beobachtung, daß schon kleinste Thromben in inniger Beziehung zur
Wand stehen.

Dieser Einwand ist auch gegen die Versuche von STUBER und
LANG zu erheben. Sie erhielten bei Kohlensäureatmung gesteigerte
Plättchenagglutination und bei gleichzeitiger Strombehinderung schon
nach 3 Stunden lockere Plättchenansammlung in der Vena cava und
Vena jugularis. Hieraus entnehmen sie die Bestätigung, daß veränderte
Blutbeschaffenheit und Stromverlangsamung zur Entstehung von
Thromben ausreichen. Jedoch kann in einem der Versuche der Sitz
des Thrombus mitbedingt worden sein durch eine vorherige Blutentnahme aus der gleichen Vena jugularis. In dem anderen Versuch entspricht das entstandene Pfröpfchen den Plättchenagglutinaten KUSAMAS.
Die Lage dieser Gebilde erscheint so wenig örtlich bestimmt, daß ihr
Vergleich mit der örtlichen Bedingtheit menschlicher Thromben sehr
lückenhaft ist.

Die örtlichen Beziehungen der Mehrzahl junger menschlicher Thromben
zu bestimmten Stellen und Veränderungen der Gefäßwand, sowie vor
allem die Unterschiede der örtlichen Beschränkung oder des Fortschreitens
werden weder durch die Kreislaufstörung, noch durch die gleichzeitige
Änderung der Blutbeschaffenheit ausreichend erklärt, dazu bedarf es
noch weiterer Grundlagen.

C. Verhältnis von Gefäßwand und Blut.

1. Mechanische Veränderungen (Rauhigkeit).

Man findet im Schrifttum auch heute noch die Gefäße, Arterien und Venen, vorwiegend als Leitungsröhren gewertet, einen Austausch zwischen Gefäßwand und Blut nur in den Capillaren als wichtige Endothel-funktion beachtet. Dementsprechend sind Weite des Rohres, bestimmt durch Muskel- und elastisches Gewebe und Glätte der Innenfläche die wesentlichen Eigenschaften. Schädigung der Gefäßwand von innen oder außen hat *Rauhigkeit* zur Folge. Sie behindert nach VIRCHOW den Blutstrom und begünstigt die Gerinnung (Alterationsthrombose), sie erleichtert nach EBERTH und SCHIMMELBUSCH die Abscheidung der Blutplättchen. Auch RIBBERT vertritt die mecha-nische Auffassung, daß Rauhigkeit des Gefäßendo-thels eine Vorbedingung für die Entstehung von Wellen im Blutstrom und Anlagerung der Blutplätt-chen ist, obwohl er andererseits die Abscheidung eines Fibrinhäutchens anerkennt.

„Ohne Wandveränderung keine Thrombose" (RIB-BERT). Von der Möglichkeit des Haftens der Blut-plättchen an einer benetzbaren Stelle hängt die Entstehung eines Thrombus ab. Aber Verletzungen einer Gefäßstelle von innen oder außen führen nur zu geringfügigen Plättchenanlagerungen, die bei be-stehender Blutströmung leicht fortgespült werden, wie schon EBERTH und SCHIMMELBUSCH anschaulich beschreiben. Nur bei Absperrung des Gefäßes kann sich ein größerer Gerinnungspfropf an die Plättchen-abscheidung anschließen. Ebenso ist es bei den vielen Versuchen einer örtlichen Gefäßätzung mit Höllenstein, Osmium, Jod, Crotonöl. Für die rein

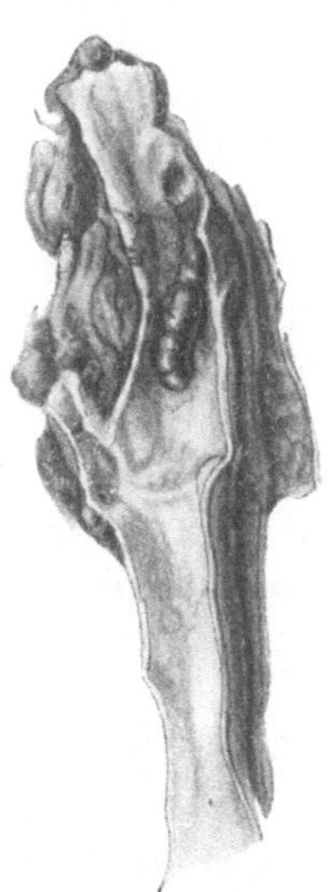

Abb. 3.
Örtlicher Thrombus.
Streifschuß der Carotis
int. mit kleinen
Intimarissen.

mechanische Bedeutung einer Rauhigkeit wird auch die Beobachtung angeführt, daß an einem Glasstab sich nur an angerauhter Stelle Blutplättchen ansetzen (ZAHN), ebenso ist es an Nadeln beobachtet, die beim Menschen in ein Gefäß eingedrungen waren, auch an rauhen und paraffinierten Fäden. Rauhigkeit allein hat nur engbegrenzte Wirkung auf thrombotische Abscheidung.

Dem entspricht auch die Beobachtung von *Gefäßverletzungen* beim Menschen. Bei unkomplizierten kleinen Intimaverlusten ist in der Regel nur ein ganz feiner Plättchenbelag vorhanden, ebenso an Gefäß-nähten. Auch vollkommene Absperrung der Strömung, z. B. am Ampu-tationsstumpf, braucht nur ganz kleine Pfropfbildung zu begünstigen, die der Schädigung der Intima durch den Unterbindungsfaden ent-spricht. Von der geringen Thrombenbildung an verletzter Gefäßstelle waren wir bei den Kriegsverwundungen immer wieder überrascht (Abb. 3). Auch große rauhe Flächen atherosklerotischer Geschwüre sind gewöhnlich ganz frei von Thrombenauflagerung.

LUBARSCH sah nur in 11,8% schwerer Atherosklerose Thromben. Jede einigermaßen bemerkenswerte Thrombose bei dieser Erkrankung der Aorta ist nach meinen Erfahrungen mit irgendwelchen örtlichen oder allgemeinen Komplikationen verbunden, vorwiegend mit infektiösen Einflüssen. Das bestätigt auch B. FISCHER-WASELS. Andererseits läßt sich leicht zeigen, daß an Stellen ausgedehnter frischer Thrombose jede Rauhigkeit der Gefäßinnenhaut fehlt. Man darf natürlich nicht solche Stellen betrachten, an denen schon der Thrombus in festere Verbindung mit der Wand getreten ist. Dies geschieht früher, als man gewöhnlich annimmt.

Seit BRÜCKE und BAUMGARTEN wurde aber neben den mechanischen Veränderungen noch der Einfluß der geschädigten Innenhaut auf die Blutgerinnung betont. Verlust der gerinnungshemmenden Eigenschaft des Endothels gestattet neben dem Haften der Blutplättchen die Bildung von Fibrin. Die Bedeutung dieses Faktors geht aus der Abhängigkeit einer Thrombose von der Ausdehnung der Intimaschädigung hervor. Abrollung der Intima bei stumpfer Gewalteinwirkung (Quetschung, Überfahren) hat viel ausgedehntere und dichtere, vor allem gemischte Pfropfbildung zur Folge.

2. Gerinnungsfördernde Einwirkung von der Gefäßwand.

Aber es fragt sich, ob der verletzten Gefäßwand nicht auch eine unmittelbare Wirkung auf das Blut zukommt. GUTSCHY nahm auf Grund seiner schon besprochenen Versuche (S. 10) über die homogene Fibrinabscheidung an, daß auch an der geschädigten Gefäßinnenfläche eine solche primäre Fibrinmembran als Grundlage weiterer Plättchenanlagerung entstehen könne. Ebenso hatte RIBBERT darauf hingewiesen, daß oft die Plättchenlamellen eines Thrombus nicht unmittelbar der Wand anliegen, sondern einer dünnen geronnenen Schicht aufsitzen. Die Möglichkeit des Haftenbleibens an dieser Gerinnungsschicht bestimmt den weiteren Bau des Thrombus. Diese Beobachtung hat KLEMENSIEWIECZ durch unmittelbare Verfolgung der ersten Plättchenanlagerung bei Amphibien erweitert.

Bei mechanischen Einwirkungen auf die Gefäßwand bleiben zuerst die den Plättchen entsprechenden Spindeln an der Innenfläche haften. Als Vorbedingung dafür ist die Abscheidung eines gallertigen Häutchens zu erkennen, das die verletzte Stelle überzieht. Diese entspricht der gallertigen primären Fibrinmembran LAKERs, die sich aus dem Blutplasma durch Berührung mit den blutfremden Stoffen der Verletzungsstelle abscheidet. Eine viscöse Metamorphose der Spindeln oder andere als Absterbe- oder Auflösungserscheinungen zu deutenden Verände-

rungen der Blutelemente sind in den ersten Stadien der Thrombenbildung nicht nachweisbar. KLEMENSIEWIECZ glaubt, daß diese Beobachtungen sich auch auf die Thrombose bei Warmblütern und beim
Menschen übertragen lassen (Abb. 4).

Demnach stellt die *gallertige Fibrinausscheidung an geschädigter
Gefäßwand* die erste Anlage des Thrombus dar, die weitere Anlagerung
von Plättchen und Blutkörperchen, sowie die Formgestaltung hängt
von den hämodynamischen Verhältnissen ab.

Die oben angeführten Beobachtungen von RIBBERT, vor allem auch
die hyalinen Thromben in kleinen Gefäßen, z. B. des Gehirns, die aus
solchem gallertigen Fibrin bestehen, stimmen mit dieser Auffassung gut
überein.

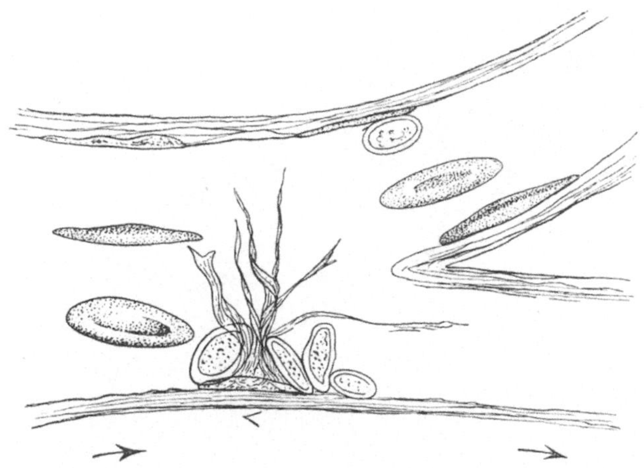

Abb. 4. Fibrinmembran mit anhaftenden Spindeln. Mesenterialgefäß Salamander.
(Aus KLEMENSIEWIECZ.)

Um die Möglichkeit einer derartigen Fibrinabscheidung an einer
verletzten Gefäßstrecke zu prüfen, habe ich eine abgebundene Gefäßstrecke des Kaninchens mit verschiedenen Flüssigkeiten gefüllt und eine
umschriebene Ätzung mit Höllenstein vorgenommen. Bei einer Füllung
mit Kochsalzlösung ließ sich ein Exsudat nicht nachweisen, auch trat
bei Blutserum keine Ausfällung ein, dagegen kam Blutplasma (Oxalat-
plasma) zur Gerinnung. Fibrinogen gerinnt, wenn entweder Prothrombin
(inaktives Serum) oder Kinase (Gewebsbrei) zugesetzt wird. Also wird
an der verletzten Gefäßwand eine gerinnungsfördernde Komponente
frei, die als *Gewebskoagulin* (LOEB) angesprochen werden kann. In
einer neueren, mit Fräulein TROSCHÜTZ durchgeführten Versuchsreihe
konnten wir dies bestätigen. Wenn man eine gestaute Strecke der Vena
jugularis mit Cortonöl ätzt und nach 10—60 Sekunden mit Tyrodelösung durchspült, bleibt ein feiner Wandbelag haften. Er besteht aus

einer zarten homogenen Schicht, durch die rote Blutkörperchen zusammengehalten werden (Abb. 5). Erst viel später findet man fädiges Fibrin. Wird das Blut des Tieres durch Germaninbehandlung ungerinnbar gemacht, so bleibt auch die homogene Wandschicht aus. Dieses Verhalten geht der homogenen Fibrinabscheidung in einem Blutstropfen parallel, der auf einem Holunderplättchen nach GUTSCHY aufgefangen und nach 10 Sekunden abgespült wird.

Der Austritt einer gerinnenden Flüssigkeit ließ sich nicht nachweisen, wie er auch von KLEMENSIEWICZ abgelehnt wurde. Eine Exsudation dürfte nur bei entzündlichen Veränderungen der ganzen Wand

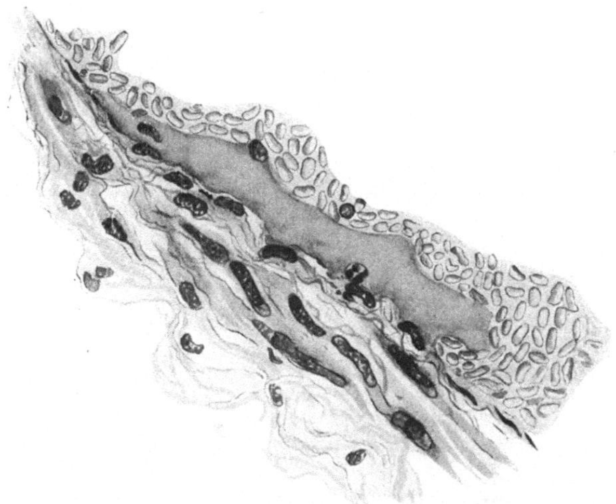

Abb. 5. Homogene Fibrinmembran. Vena jugularis. Kaninchen, 1 Minute mit Crotonöl geätzt, dann mit Tyrodelösung durchspült.

vorkommen. Bei manchen Fällen von Thrombophlebitis ist daran nicht zu zweifeln. Man sieht Abströmungsfiguren von Fibrin wie an einer entzündeten serösen Haut oder einer Diphtheriemembran (Abb. 25). Daß aber der Einfluß der Gefäßwand auch ohne Exsudation weitergeht als bloße Fremdkörperwirkung, darauf deuten Beobachtungen bei Gefäßtransplantation (BORST und ENDERLEN). Überpflanzungen beim gleichen Tier (Autotransplantate) wiesen nur geringe Plättchenabscheidungen an den Nahtstellen auf, wie bei einfachen Gefäßnähten. Überpflanzte Stücke von einem gleichartigen Tier (Homöotransplantate) gingen unter, aber ohne Thrombose der betreffenden Strecke. Überpflanzungen von einer anderen Tierart (Heterotransplantate) führten zur Thrombose bis zum völligen Verschluß. Nach CARREL bildet sich an einem eingepflanzten Gummiröhrchen kein Thrombus, dagegen an einem abgetöteten Gefäßstück.

3. Reaktion zwischen Gefäßendothel und Blut.

Die Betrachtung der Beziehungen zwischen Gefäßwand und Blut hat aber in den letzten Jahren eine erhebliche Erweiterung erfahren. BENEKE spricht schon von einem Austausch zwischen Gefäßwand und Blut, einem morphologisch-chemischen Übergang zwischen Blut und Gewebe. Aufnahme und Abgabe von Stoffen ist ja in erster Linie die Funktion der Capillarwände, wobei nicht nur eine Membranfunktion, sondern auch eine gewisse (elektive) Zelleistung anerkannt wird. Aber auch in den größeren Gefäßstämmen (Arterien und Venen) geht der Stoffaustausch der innersten Gefäßschicht unmittelbar mit dem vorbeiströmenden Blut vor sich. Die Vasa vasorum der Arterien breiten ihr Capillargebiet nur bis in die mittlere Schicht der Media aus; in den Venen gehen die meist nur capillären Wandgefäße ebenfalls in die Media und münden als abführende Venchen in das Gefäß selbst ein. Immer bleibt eine Innenschicht, die dem Blut Stoffe entnimmt und Schlacken abgibt.

Die Fähigkeit der Aufnahme kolloidal gelöster oder fein corpusculärer Stoffe, sowie auch einer Stoffabgabe kommt in erster Linie den Gefäßendothelien zu, die nach ASCHOFF als *reticuloendothelialer Stoffwechselapparat* bezeichnet werden. Es sind das die Uferzellen der Leber, Milz und Knochenmark. Aber auch die Endothelien anderer Gefäßgebiete lassen bei erhöhtem Angebot oder gesteigerter Aufnahmefähigkeit ein Speicherungsvermögen erkennen. Hoch getriebene Vitalfärbung (KIYONO) führt zur Ablagerung in den Endothelien größerer Arterien und Venen. Es kommt zu Lipoidablagerungen in der Aorta nach Cholesterinfütterung an den gleichen Stellen, die der Vitalfärbung zugänglich sind (ANITSCHKOW u. a.), ebenso in Venen (Lungenvenen, Hohlvene, Pfortader, RITTER). In den Venen konnte RITTER eine diffuse Blaufärbung durch Nilblausulfat in toxischen Dosen erzielen, eine feinkörnige Ablagerung war bei Eisenzucker nachzuweisen. Ebenso ließ sich eine Aufnahme von Staphylokokken in Venenendothel, wenn auch nicht sehr ausgeprägt, erkennen. Einen Ausdruck des Stoffwechsels der Endothelzellen sieht RITTER in der Oxydasereaktion, und zwar der labilen Oxydase (GIERKE, GRÄFF), die sich nur am frischen Präparat nachweisen läßt. Schädigungen des Gefäßendothels, z. B. durch konzentrierte Kochsalzlösung, durch Sublimat, aber auch schon durch Proteinkörperinjektion (Casein) bringen die Oxydasereaktion zum Verschwinden, ebenso eine Infektion der Gefäßwand.

In derartig geschädigten Gefäßabschnitten erhielt RITTER Thromben, teils mit, teils ohne gleichzeitige Stauung in dem Gefäß. Daraus schließt er auf die große Bedeutung des Gefäßendothels für die Thrombenbildung. Er sieht die Ursache der Thrombose in der Störung der physikalisch-chemischen Grenzverhältnisse von Endothel und Blut (vgl. BENEKE), und zwar hauptsächlich in einer primären Stoffwechselstörung des Endothels. Ich habe bereits in einer Besprechung des Buches von RITTER darauf hingewiesen, daß die von ihm ausgeführten Versuche nicht zu diesen Schlußfolgerungen berechtigen, vor allem nicht zu einer

Übertragung der Anschauung auf die spontanen Venenthromben des Menschen. Das Einführen von allerlei Substanzen in eine Vene, wie es RITTER vornahm, bedingt eine unmittelbare schwere Schädigung des Endothels, die einer Ätzwirkung der älteren Versuche gleichkommt. Ein unmittelbarer Einfluß des Endothels auf das Blut geht daraus nicht hervor, sondern nur, wie dargelegt, der Wegfall der gerinnungshemmenden Eigenschaft des unversehrten Endothels oder die Bildung von Gewebekoagulin an der geschädigten Fläche. Die spontane Thrombose des Menschen zeichnet sich dagegen durch die sehr geringfügigen Einwirkungen auf das Endothel selbst aus, abgesehen von Thromben in Wundgebieten und entzündlich betroffenen Gebieten, auch durch keine gröbere Beeinträchtigung des mikroskopischen Verhaltens. Vor allem wird eine Eigentümlichkeit in den Untersuchungen RITTERs gar nicht berührt, das ist das Fortschreiten der Thrombose in dem befallenen Gefäß. Dies gilt auch für alle vorangegangenen Versuche einer Thrombenerzeugung durch Wandschädigung mit oder ohne Kreislaufhemmung.

Wir haben schon davon gesprochen, daß die *Leistung des Gefäßendothels* durch erhöhte Beanspruchung gesteigert werden kann. Das geschieht sowohl bei einer fortgesetzten Einführung von Vitalfarbstoffen (Trypanblau, Lithioncarmin), als auch von kolloidalen Stoffen und feinen körperlichen Aufschwemmungen (Tusche). Bei längerer Vorbehandlung zeigt sich die Erhöhung der Reaktionsfähigkeit (Sensibilisierung) nicht nur in einer Beteiligung immer weiterer Gefäßbezirke an der Speicherung, sondern auch in einer *Beschleunigung der Reaktion* und in bestimmten *Endothelveränderungen.* Am Reticuloendothel im engeren Sinne findet man als Zeichen einer Reaktionssteigerung Zellvergrößerung und Zellvermehrung, sowie Ablösung von Zellen, aber auch weitere Gefäßgebiete zeigen die Aktivierung des Endothels in gleichen Vorgängen, z. B. in den kleinen Gefäßen der Haut und des Gehirns. SIEGMUND hat in seinen umfassenden Versuchen über die Endothelreaktionen besonders auf das Vorkommen homogener Abscheidungen (hyaliner Fibrinknötchen) hingewiesen, die sich in den Venen der Leber, Milz und Lunge, aber auch in der Haut und anderen Gefäßgebieten bilden (Abb. 6). Er erhielt sie am sichersten bei steigender Injektion von abgetöteten und lebenden Colibakterien, aber auch von Staphylokokken und bei der Maus durch Pneumokokken. Aber auch Vorbehandlung mit indifferentem Eiweiß (Caseosan) mit folgender Bakterieneinverleibung vermag die gleichen Bildungen herbeizuführen. Nach seiner Darstellung entstehen sie durch Zerfall von Endothelzellen mit nachfolgender homogener Fibrinabscheidung und können durch Einwachsen von Endothelzellen organisiert werden. Sie sind nach ihm aber vielleicht auch mit den capillären Fibrinthromben KUSAMAs identisch. Ich bin nach eigenen Erfahrungen nicht davon überzeugt, daß der Fibrinabscheidung unbedingt ein Untergang von Endothelzellen vorausgegangen sein muß, halte vielmehr auch eine Abscheidung am erhaltenen Endothel für möglich, entsprechend den erwähnten Versuchen von KLEMENSIEWICZ. Außer den homogenen Abscheidungen kommen aber auch zellige Reaktionen vor in Form von Zellpolstern, die umschriebene flache Knötchen bilden oder über längere Strecken ausgedehnt sind. Die Rèaktionen der Gefäßinnenhaut entstehen also unter Einflüssen, die vom Blut aus auf das Endothel einwirken und andererseits kommt in den homogenen Abscheidungen eine Rückwirkung auf das Blut zum Ausdruck. Wahrscheinlich sind auch die Strömungsverhältnisse für die Reaktion des Gefäßendothels von Bedeutung. Wenigstens ist in Capillargebieten die Vitalfärbung nach ANITSCHKOFF und KUSNETZKOWSKY von der z. B. durch Wärme erzeugten Hyperämie abhängig. Stromverlangsamung in einem Venengebiet kann in ähnlicher Weise als Vorbedingung der Thrombose wirken.

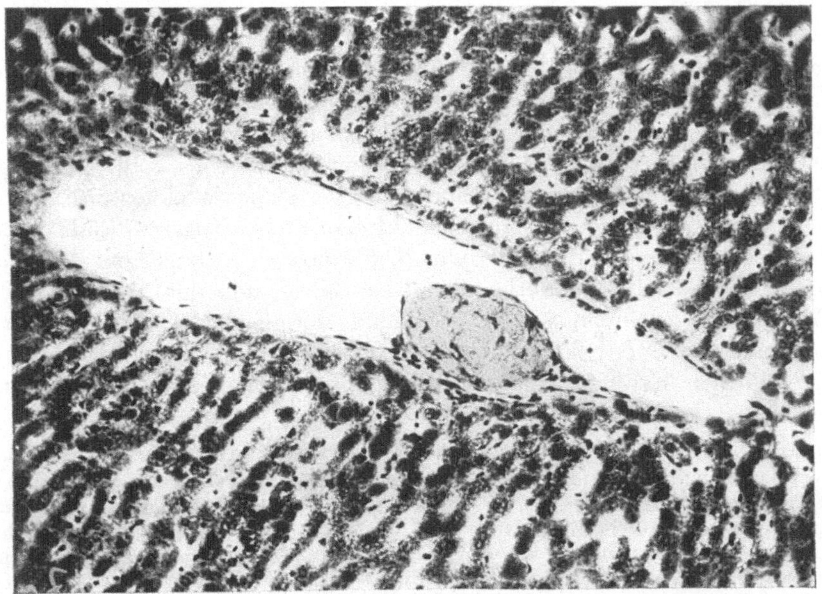

Abb. 6. Homogene Fibrinknötchen in Lebervene. Kaninchen, vorbehandelt mit Colivaccine. Intravenöse Einspritzung von Colibakterien 48 Stunden nach der letzten Injektion. (Siehe Beispiel S. 36.)

Die gleichen Gefäßreaktionen fand SIEGMUND auch beim Menschen, die im Gefolge von Scharlach, Sepsis und anderen Infektionen gestorben waren. Es sind vor allem Fälle von protrahierter Sepsis, sowohl durch Staphylokokken und Streptokokken hervorgerufen, durch ausgebreitete Zellherdchen oder homogene Fibrinthromben in allen möglichen Gefäßgebieten, z. B. Haut und Gehirn, ausgezeichnet. Vor allem finden sie sich auch am Endokard. Gaben schon diese Beobachtungen einen Hinweis auf die nahen Beziehungen zur Endokarditis, so konnte DIETRICH in einer besonderen Versuchsreihe zeigen, daß von der erhöhten Reaktionsbereitschaft des Endokards nach genügend langer Vorbehandlung mit abgetöteten und lebenden Keimen das Haften einer erneuten Infektion und ihr weiteres Schicksal abhängt. Reaktionserfolg führt zur Keimvernichtung und zum Verschwinden der Zellwucherungen, ein Überwiegen der Infektion ruft das Bild der Endokarditis in ihren verschiedenen Graden hervor.

Schon die eingehenden Untersuchungen über Thrombose nach Kriegsverletzungen (1920) hatten zu der Ansicht geführt, daß nicht mechanische Verhältnisse der Blutströmung oder gröbere Schädigungen der Gefäßwand eine Rolle spielen, sondern Wechselwirkungen zwischen Gefäßwand und Blut, die eine bestimmte Reaktionslage anzeigen. Daraus ergab sich die Auffassung der Thrombose als eines *reaktiven Vorganges*, der durch eine Störung des Verhältnisses von Blut und Gefäßwand ausgelöst wird.

Nun hatte DIETRICH aber eine eigenartige chronische Thrombopathie beobachtet, bei der polypöse thromboendokarditische Bildungen in ungewöhnlicher Größe und Zahl den rechten Vorhof einnahmen. Daneben bestanden kleine zellige Endokardreaktionen an Wand und Klappen, teilweise mit frischen Plättchenauflagerungen. Kurz, es bot dieser Fall einer offenbar jahrelangen schleichenden Staphylokokkensepsis ein Nebeneinander zelliger Endothelreaktionen, organisierter Endokardauflagerungen und fortschreitender Thrombosen. Daraus ließ sich die enge Verbundenheit endothelialer Reaktionen mit der Bildung von Thromben entnehmen. Die Verfolgung der Endothelreaktionen im Tierversuch, sowie die Feststellung gleichartiger Veränderungen in menschlichen Gefäßen mußten dieser Anschauung festere Grundlagen geben.

Die Untersuchungen wurden gemeinsam mit SCHRÖDER durchgeführt. Die Vorbehandlung geschah mit abgetöteten Kulturen von B. coli (Colivaccine) intravenös in steigenden Mengen von 0,1 bis 1,5 ccm 10—16mal. Zum Teil wurde darauf noch lebende Kultur in Menge von $^1/_4$—2 Ösen eingespritzt. Zum Versuch wurde eine Vena jugularis dadurch schonend abgedrosselt, daß ein Muskelfascienstreifen unter dem Gefäß hindurchgeführt und dieses etwas verlagert wurde. Eine Aufschwemmung von B. coli (1 Öse) wurde von der Ohrvene aus, meist 7—10 Tage nach der letzten Vorbehandlung in das gestaute Venenstück eingebracht (Erfolgsinjektion). In einigen Versuchsreihen wurde zur Vorbehandlung Staphylokokkenvaccine gewählt, ebenso zur Erfolgsinjektion. Vor allem aber wurden Kaninchen mit Caseosan vorbehandelt, um zu prüfen, ob die Reaktionsänderung (Sensibilisierung) eine abgestimmte (spezifische) ist. Ein Einblick in die unmittelbare Einwirkung von eingebrachten Keimen und Gefäßwand wurde endlich dadurch gewonnen, daß die Erfolgsinjektion in eine vollständig abgebundene Gefäßstrecke nach vorheriger Durchspülung mit Ringerlösung geschah.

Gerade diese letzteren Versuche mit *Gefäßausschaltung* zeigten schon in den ersten Stunden eine lebhafte Reaktion gegenüber den eingebrachten Colibakterien. Sie besteht in einer Verklumpung (Agglutination) der Keime mit Anlagerung (Adsorption) an das Endothel. Nach 5 Stunden ist eine Auflockerung der Intima, Vergrößerung der Endothelzellen und Auftreten kleiner Zellanhäufungen in der Wand zu bemerken. Die Bakterienklümpchen liegen zum Teil innig an der Wand und an einigen Stellen ist diese mit einer homogenen Schicht bedeckt, die auch Abströmungsfiguren erkennen läßt. Die verklumpten Bakterien bilden streckenweise einen zusammenhängenden Saum, der der aufgelockerten Wand aufliegt. In einem Versuch bildet die verschmolzene Bakterienmasse einen Streifen an der Wand vor und hinter einer Klappe, zusammengehalten durch eine homogene Wandschicht.

Versuch 9. Kaninchen nur mit Colivaccine vorbehandelt von 0,2—2,0 ccm, im ganzen 11mal. 8 Tage nach der letzten Injektion Abbindung einer Gefäßstrecke, Durchspülung, Injektion von Coliaufschwemmung. Entnahme nach 3 Stunden. Der Inhalt der Vene ist flüssig, bluthaltig; die Wand erscheint etwas trüb. In diesem Versuch gab ein Längsschnitt durch das Gefäß, der die Klappen am Übergang des vorderen Astes in den Hauptstamm traf, die anschaulichsten Bilder.

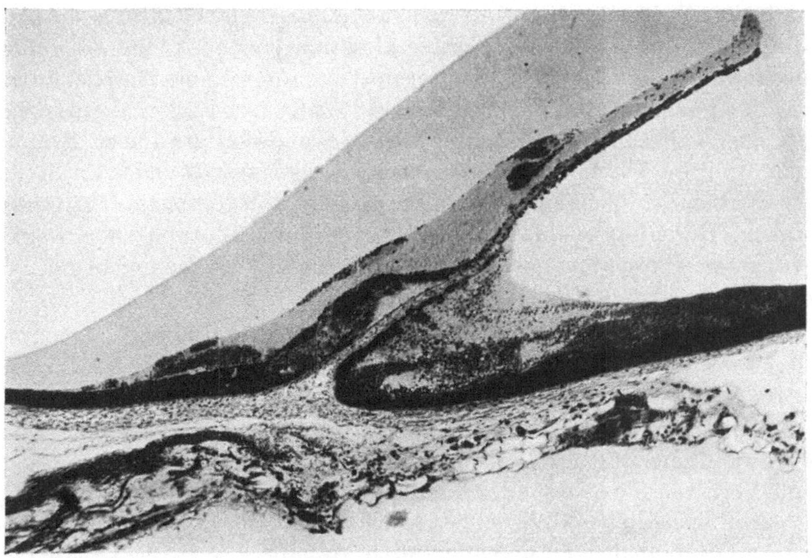

Abb. 7. Adsorption zusammengeballter Colibakterien an der Gefäßwand. Vorbehandlung Colivaccine. Injektion von Colibakterien in abgebundene Strecke. 3 Stunden. (DIETRICH-SCHRÖDER, Versuch 9.)

Vor und hinter der Klappe sind die Bakterien an der Wand zu einem breiten Streifen verklumpt und man erkennt, besonders am Übergang zur Klappe, daß eine homogene Masse die Bakterien einschließt (Abb. 7). Eine zellige Reaktion der Wand ist an dieser Stelle nicht zu erkennen, an anderen Schnitten erscheint das Endothel aufgelockert und gequollen.

Man darf diese Abscheidung wohl der homogenen Fibrinschicht von KLEMENSIEWICZ gleichsetzen, wie sie auch an der mit Crotonöl geätzten Gefäßwand auftritt (TROSCHÜTZ). Aber sie ist in ihrer besonderen Ausbildung durch die Vorbehandlung bedingt, also eine Reaktion am sensibilisierten Tier, die auch im zeitlichen Verhalten dem ARTHUSschen Phänomen an der Kaninchenhaut gleicht. Hierbei soll es uns vorerst gleich sein, ob die Abscheidung von der Gefäßwand selbst ausgeht oder im Zusammenwirken von Endothel und Inhalt, der auch nach Ausspülung nicht auszuschalten ist, zustande kommt.

Wesentlich ist die Feststellung, daß an der Venenwand eines vorbehandelten Tieres eingeführtes gleiches Material eine Reaktion auslöst, durch die dieses zum Haften gebracht wird.

Tritt an Stelle der vollständigen Ausschaltung nur die *Abdrosselung* des Gefäßes bei Einführung der Keime von der Ohrvene aus, so verläuft die Reaktion unter den Verhältnissen einer verlangsamten Blutströmung vor einem Hindernis. Wir müssen hierbei berücksichtigen, daß die Masse der Keime, die in Berührung mit der Wand kommt, keine so große ist, andererseits Klappentaschen und Stellen mit Stromwirbeln eine Anhäufung der feinen Teilchen begünstigen. Wir sehen als geringsten Grad der Wechselwirkung in der abgedrosselten Gefäßstrecke Auflockerungen des Endothels, Kernverklumpungen und kleine Zellanhäufungen unter dem Endothel. Weiterhin treten homogene Abscheidungen auf, die in einem Fall als umschriebene Tropfen am Endothel erschienen mit einem abgehobenen Endothelkern, in anderen als feiner hyaliner Saum. Solche Abscheidungen führen im Klappenwinkel oder an Stellen von Wirbeln zu Schlieren, die sich nach den Strömungsverhältnissen formen. Durch Einschluß von Leukocyten und Blutplättchen werden *wirbelartige Pfröpfchen* gebildet, die an einer durch Zellreichtum ausgezeichneten Wandstelle sitzen (Abb. 8).

Die Ausbildung dieser Wirbel und Schlieren haben wir in mannigfaltiger Weise, aber immer in den gleichen Grundzügen beobachtet. Es ist kein Zweifel, daß sie dem homogenen Saum im unterbundenen Gefäß gleichzusetzen sind. Sie sind der Ausdruck einer Reaktion zwischen Gefäßwand und Blut bei örtlicher Einwirkung eines Reizstoffes (Antigen) nach Vorbereitung (Sensibilisierung) des Körpers. Bleibt die Reaktion nicht auf umschriebene Wirbel beschränkt, sondern strömen die Schlieren in den Gefäßinhalt ab, so kann durch Anhaften weiterer Leukocyten und Blutplättchen und Einschluß roter Blutkörperchen ein wirbelartig geformter gemischter Pfropf entstehen. Solche Pfröpfe haben wir 24 bis 48 Stunden nach der Erfolgsinjektion bis zur Ausfüllung der abgedrosselten Gefäßstrecke erhalten (Abb. 9).

Beispiel. Mittelgroßes Kaninchen (Versuch 19) 16mal mit Colivaccine von 0,1—1,5 ccm intravenös behandelt, zusammen 11 Wochen. 8 Tage nach der letzten Einspritzung Unterbindung der Vena jugularis, Injektion von 2 Ösen Coli in die Ohrvene. Das Blutserum agglutinierte Colibacillen 1 : 800. Gefäß prall gefüllt, feste Bestandteile äußerlich nicht zu erkennen.

In den beiden zuführenden Venen lassen sich am Endothel Kernvermehrung, sowie Austritt von Leukocyten nachweisen, ferner homogene Abscheidungen, die schlierenartig abströmen. Besonders an einer Venenklappe ist ein solches strahlenartiges Abströmen mit Einschluß reichlicher Leukocyten auffallend. Diese Schlieren formen sich zu Wirbeln, in denen rote Blutkörperchen zu dichteren Massen eingeschlossen sind. Im unteren Hauptteil der Vene ist ein derartiger Wirbel noch anschaulicher ausgebildet. Er geht von einem homogenen Wandbelag aus, der gleichsam in den Wirbel abströmt. In den Schlieren sind aber noch kleinere Ballen mit Leukocytenhäufchen eingelagert (Abb. 9). Letztere schließen kleine Trümmer und Splitter ein, die wohl veränderte Bakterien darstellen.

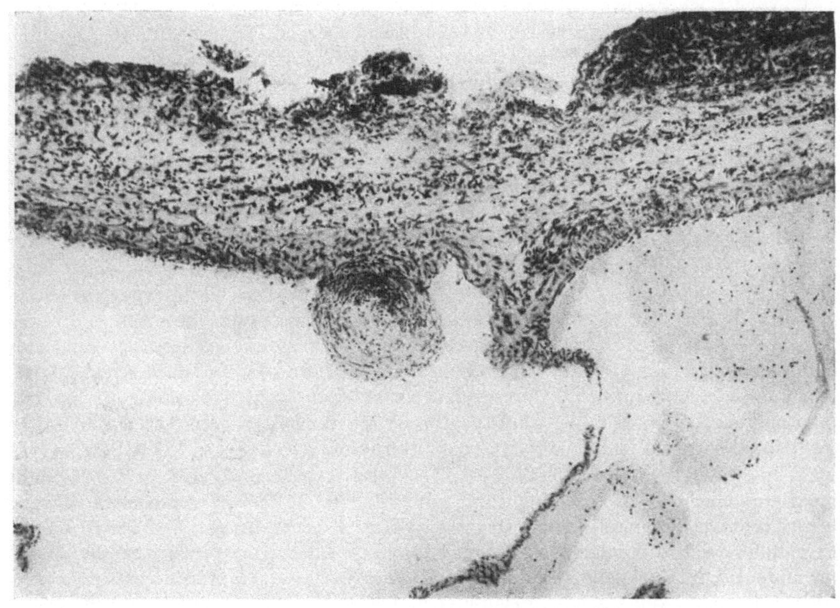

Abb. 8. Fibrinwirbel in einem Klappenwinkel an zellig durchsetzter Intima haftend. Vorbehandlung mit Colivaccine. Injektion von Bacterium coli bei abgedrosselter Vena jugularis. 48 Stunden. (DIETRICH-SCHRÖDER, Versuch 13.)

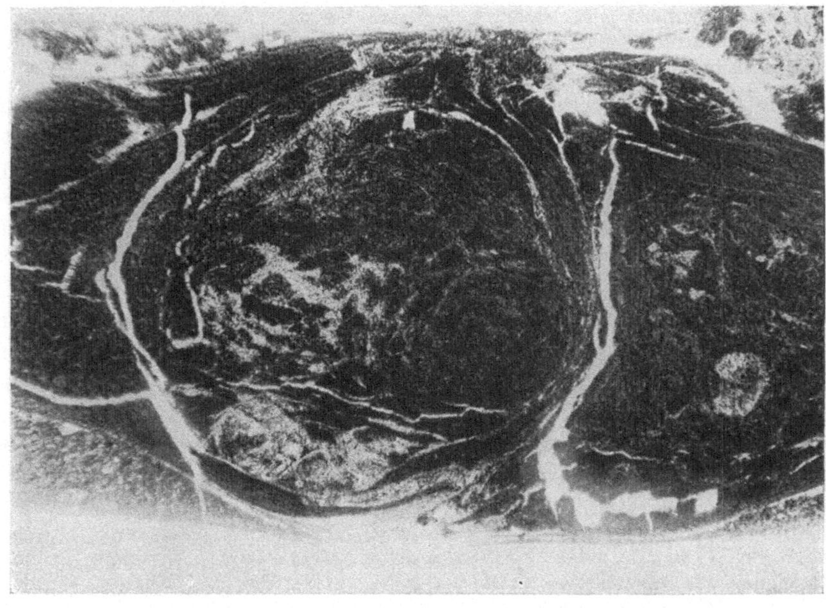

Abb. 9. Wirbelförmiger roter Thrombus mit kleinen hyalinen Wirbeln und Schlieren. Vorbehandlung Colivaccine. Injektion Bacterium coli. 8 Stunden. (DIETRICH-SCHRÖDER, Versuch 19.)

3*

Beispiel. Kaninchen (Versuch 11), 11mal mit Colivaccine von 0,2—2,0 ccm, darauf 4mal mit Colikultur von $^1/_4$—2 Ösen behandelt, insgesamt 10 Wochen. 11 Tage nach der letzten Einspritzung Verlagerung und Abdrosselung der Vena jugularis durch Fascienstreifen. Einspritzen von Coliaufschwemmung (1 Öse), Wiederholung nach 3 und 9 Stunden, 24 und 30 Stunden, insgesamt 5mal. Beendigung des Versuchs 48 Stunden nach der Verlagerung. Die Vena jugularis ist gestaut, man bemerkt einen grießkorngroßen gefleckten Pfropf vor der Verengerung. Längsschnitte durch das Gefäß nach Celloidineinbettung.

An vielen Wandstellen bestehen Endothelauflockerungen, auch Durchwanderung von Leukocyten, ferner feine homogene Säume. In dem Klappenwinkel der zuführenden Venen ist dieser Saum besonders ausgeprägt, man sieht darin auch wirbelartige Anordnung unter Einschluß einiger Zellen. Das Klappengewebe selbst ist zellig durchsetzt, woran Endothelzellen und Leukocyten beteiligt sind. An anderen Wandstellen sitzen ebenfalls kleine homogene Pfröpfchen mit eingeschlossenen Leukocyten, auch krümeligen Trümmern, die sich mit Kresylviolett färben (Bakterientrümmer?). Freie Bakterien sind nicht zu erkennen. In der anderen Vene ist im Klappenwinkel ein größerer Wirbel ausgebildet, der reichlich Kerntrümmer (zerfallene Leukocyten, Bakterienreste?) enthält, auch Leukocyten und einkernige Zellen nach den Wirbelzügen gelagert. Nach außen besteht eine ziemlich scharfe Abgrenzung durch einen flachen Zellbelag. Auch diese Bildung haftet an einer Wandstelle mit stärkerer zelliger Durchsetzung. Vor der Abschnürungsstelle des Hauptstammes ist eine homogene Anlagerung innig mit der Wand verbunden; von ihr gehen Schlieren und Streifen aus, die einen großen Wirbel bilden mit eingeschlossenen, zusammengeklumpten roten Blutkörperchen, auch Häufchen von Leukocyten. Diese Wirbel stellen den schon von außen erkennbaren, *kleinen gefleckten Thrombus* dar.

Bei der Untersuchung der inneren Organe finden sich in den *Lebervenen kleine Fibrinknötchen* (Abb. 6), ferner homogene Abscheidungen in Capillarbezirken und kleine Gruppen nekrotischer Leberzellen. In den Lungengefäßen lassen sich homogene Fibrinflöckchen nachweisen. Am Endokard sind Zellauflockerungen und subendotheliale Leukocytenansammlungen zu erkennen.

Die Reaktionsbereitschaft (Sensibilisierung) ist aber nicht nur eine abgestimmte, also bei Vorbehandlung mit Colivaccine gegen Coli gerichtet, sie besteht auch nach Colivorbehandlung gegenüber Staphylokokken. Vor allem aber konnte die Reaktion auch durch indifferente Eiweißstoffe, z. B. Caseosan, ausgelöst werden. Homogene Abscheidungen und Schlieren erhielten wir nach langer Caseosanvorbehandlung und bei Erfolgsinjektion des gleichen Stoffes, aber das anschaulichste Ergebnis wurde durch Erfolgsinjektion mit Colibakterien gewonnen. Vor den Klappen des abgedrosselten Venenteils fanden sich mehrere Wirbel homogener Abscheidung mit Einschluß zusammengeklumpter Colibakterien, an einer Klappe ein größerer hyaliner Thrombus, im Venenteil vor der Verengerung aber hyaline Wirbel mit abströmenden Schlieren und ein dichterer gemischter Pfropf.

Beispiel (Versuch 26). Kaninchen 1900 g, 8malige Vorbehandlung mit Caseosan von 0,1—2,0 ccm. Blutsenkungszeit nach Beendigung 7 Stunden, Agglutination gegen Coli 1:200. Am 5. Tag nach der letzten Einspritzung Verlagerung und Einengung der Jugularvene, 2 Ösen Colikultur in die Ohrvene. Nach 24 Stunden Entnahme, Thrombus äußerlich nicht erkennbar.

Im oberen Teil des abgeschnürten Venenstückes findet sich vor einer Klappe eine Reihe von 5 hyalinen, rundlichen Abscheidungen, die verklumpte Massen im Inneren erkennen lassen, bei Immersionsbetrachtung aus zusammengeballten Stäbchen bestehend. Im Klappenwinkel fällt ein großer hyaliner, der Wand breit ansitzender Pfropf auf, der Leukocyten in wirbelartiger Anordnung einschließt und Schlieren abgibt. Diese Schlieren gehen in eine Zusammenballung roter Blutkörperchen über. Im unteren Teil des Venengebietes kann man noch einige kleinere derartige Abscheidungen sehen, auch Stellen mit einem homogenen Wandbelag, der noch nicht geformt ist. Ein derartiger Pfropf, der verklumpte und zerfallene Colibakterien einschließt, geht mit einer langausgezogenen Abströmung in eine

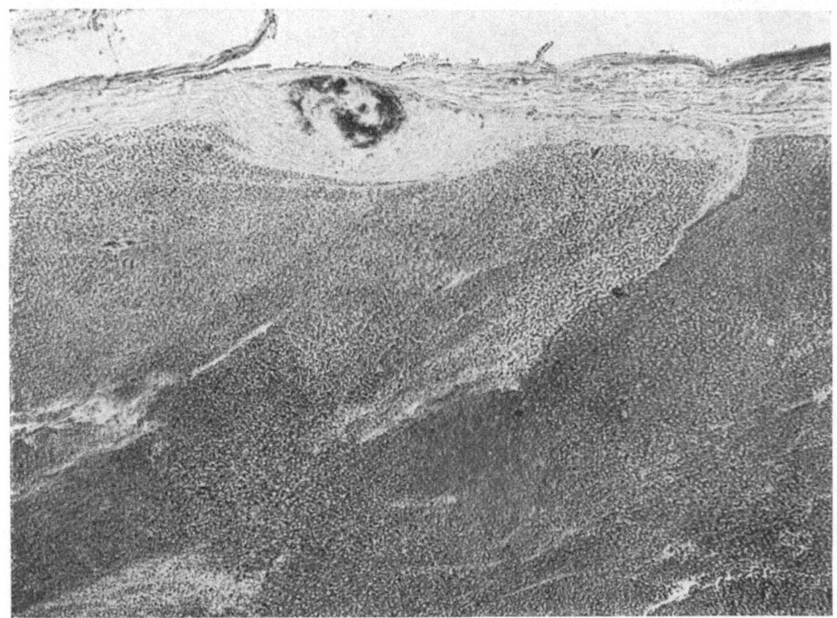

Abb. 10. Homogene Abscheidung an der Gefäßwand mit Bakterienklumpen. Abströmende Schlieren. Vorbehandlung mit Caseosan. Injektion von Bacterium coli. 24 Stunden. (DIETRICH-SCHRÖDER, Versuch 26.)

wirbelartige Häufung roter Blutkörperchen über, die wiederum mehrere Zusammenballungen homogener Massen mit Leukocyten enthält (Abb. 10). Vor der Verengerung ist unter Einlagerung von Blutplättchen im Zusammenhang damit ein dichter Pfropf gebildet.

Die Versuche sind unter mannigfaltiger Abänderung der Vorbehandlung und der Injektionszeiten wiederholt worden. Die Ergebnisse sind dadurch wechselnd, aber in den Grundzügen übereinstimmend. Das Ziel, eine spontan fortschreitende Thrombose zu erzeugen, ist bis jetzt nicht erreicht worden. Aber in einem Versuch kam es zu einer *Embolie* des rechten Unterlappens mit hämorrhagischer Infarzierung. Hier war auch in dem verengten Venenabschnitt der Abdrosselungsstelle eine Reaktion des Endothels mit hyaliner Abscheidung eingetreten. Das ist die *erste spontane Lungenembolie,* die bei einem Versuch zur Erzeugung von Venenthromben eingetreten ist (Abb. 12).

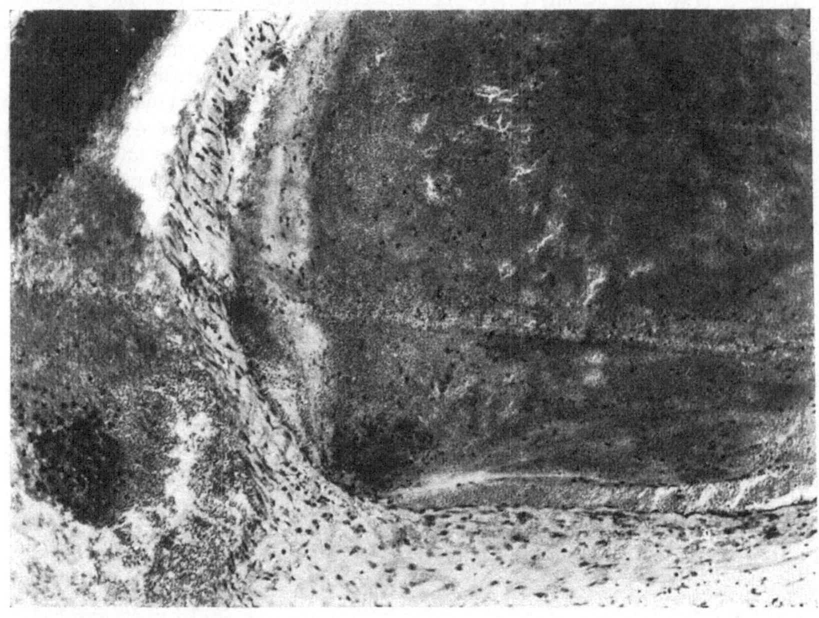

Abb. 11. Fibrinwirbel im Klappenwinkel und davon ausgehende Schlieren. Kaninchen, s. Versuch 20.

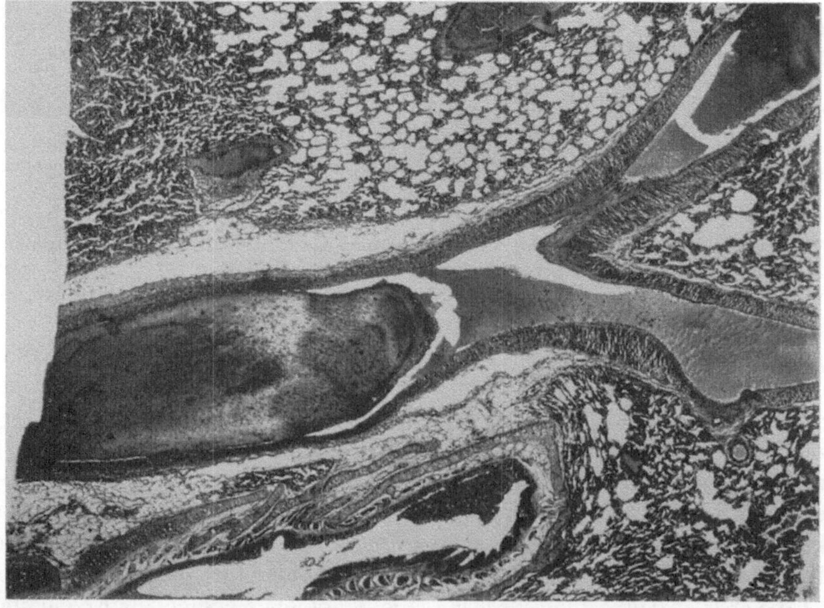

Abb. 12. Lungenembolie bei experimenteller Thrombose. Kaninchen, s. Versuch 20.

Versuch 20. Kaninchen von 1700 g Anfangsgewicht hatte steigende Mengen Caseosan intravenös erhalten von 0,5—1,0, im ganzen 28 Einspritzungen in 4 Monaten mit insgesamt 24 g Caseosan. 11 Tage nach der letzten Einspritzung Verlagerung der Vena jugularis durch einen Fascienstreifen und Injektion von 0,5 ccm Staphylokokkenvaccine in die gleiche Ohrvene. Wiederholung nach 7 Stunden in gleicher Menge, ebenso in 24 Stunden.

Senkungsreaktion 10 Tage vor dem Versuch . . . . . 32 St.

1 Stunde nach der Operation . . . 30 ,,

8 Stunden ,, ,, ,, . . . 29 ,,

24 ,, ,, ,, ,, . . . 3 ,,

Am 2. Tage nach der Operation tot gefunden. Befund: Thrombose in der linken Vena jugularis im gestauten Teil, im Hauptstamm bis in den vorderen Ast. In der linken Lunge großer, rotgefleckter Infarkt. Embolus im zuführenden Arterienast, Hauptstamm der Pulmonalis frei.

Mikroskopischer Befund. Längsschnitt durch die linke Vena jugularis (nach Celloidineinbettung). Im gestauten Gefäßteil ein lockerer roter Thrombus, mit Häufchen von Leukocyten und wirbelartig angeordneten Fibrinschlieren. An der Gefäßwand Leukocytenansammlung. In einem Klappenwinkel wirbelartig angeordnete Schlieren, die an einer zellreichen Stelle anhaften und von da auch in das Gefäß abströmen (Abb. 11). Unterhalb (herzwärts) an der verengten Stelle findet sich kein Thrombus, dagegen erscheint die Intima gequollen und mit fibrinöser Masse bedeckt.

Lunge. Vor einer Gefäßgabel steckt ein Pfropf, der wirbelartig geordnete Fibrinfäden und Leukocyten enthält und rote Blutkörperchen in seinem Fibrinnetz einschließt (Abb. 12). Lungenalveolen teilweise mit Blut ausgefüllt.

Soviel diesen Versuchen noch daran fehlt, um die Bedingungen der menschlichen Thrombose wiederzugeben, sind sie doch dem Ziel näher gekommen, als frühere Versuche mit Ätzung, Einführung von Fremdkörpern u. a. Sie enthalten wertvolle Hinweise darauf, daß die Reaktion zwischen Gefäßwand und Blut unter geeigneter Abstimmung imstande ist, die Grundlage einer Thrombose zu bilden.

Eine solche Reaktion wird ausgelöst durch Anpassung des Gefäßendothels an Resorptionsleistungen, sowohl gegen feinste belebte Körperchen (Bakterien) als gegen kolloidal gelöste Eiweißstoffe (Caseosan). Sie führt zur Haftung von körperlichen Teilchen (Bakterien) und zur Abscheidung homogener Massen, die den Stromverhältnissen entsprechend zu Wirbeln geformt werden. Durch Einschluß von Leukocyten, Blutplättchen und roten Blutkörperchen kann vor einem Stromhindernis ein gemischter Thrombus entstehen.

Die Reaktionsbereitschaft des Venenendothels geht bei entsprechend langer Vorbehandlung den schon bekannten Reaktionen der kleinen Venen der Leber und anderer Gefäßgebiete (Siegmund) parallel; ebenso stimmt sie mit der Reaktion des Endokards überein, die bei geeigneten Bedingungen zur Endokarditis führen kann.

Der Begriff einer *Thrombenbereitschaft* erhält durch diese Beobachtungen eine festere Grundlage. Sie beruht nicht einseitig auf einer Strombehinderung, Wandveränderung oder bestimmter Blutbeschaffenheit, sondern auf einer Änderung der Beziehungen von Gefäßwand und Blut bei gleichzeitig begünstigender Stromverlangsamung.

Die dargelegte Auffassung von der erhöhten Reaktionsfähigkeit des Gefäßendothels nach Vorbehandlung (Sensibilisierung) ist von EWALD unter ASCHOFF bestritten worden. Seine eigenen Versuche sind anders angelegt, konnten daher auch die von mir und SCHRÖDER beschriebenen Befunde nicht zeigen. Er wendet sich aber besonders gegen die Intimaknötchen von SIEGMUND, die er selbst in den Lebervenen genau wie in unserer Abbildung erhielt, und deutet sie als Fibrinthromben mit folgender Organisation. Schon aus der Darstellung von SCHRÖDER und mir geht hervor, daß wir die gleiche Auffassung haben, nur über die Bildung dieser Fibrinabscheidungen zu Vorstellungen geführt wurden, über die EWALD hinweggeht. Wenn EWALD schreibt, daß irgendwelche Beweise für eine morphologische Beteiligung des Gefäßendothels an der Immunkörperbildung nicht erbracht sind, so haben wir etwas Derartiges gar nicht behauptet. Den Grundfehler haben wir immer bekämpft, Reaktionen, die unter Vorbehandlung auftreten, von dem einseitigen Gesichtspunkt der Immunität zu betrachten. Ich möchte aber noch für alle Nachprüfungen unserer Versuche darauf hinweisen, daß der richtige Grad der Sensibilisierung zu beachten ist. Es spielen vorerst noch unberechenbare Individualfaktoren mit, daher sind positive Ergebnisse zu verwerten, einzelne negative aber nicht für eine Ablehnung ausreichend.

Der Wert unserer Auffassung über Thrombenbereitschaft hängt nun aber auch davon ab, ob sich in solchen *menschlichen Erkrankungsfällen,* die mit Thrombose verbunden sind oder die erfahrungsgemäß zu solchen neigen, gleiche oder ähnliche Veränderungen des Endothels der größeren Venen finden und einen Zusammenhang mit Thromben erkennen lassen.

Auf die Endothelreaktion kleinerer Gefäße bei septischen Erkrankungen aller Art, Auflockerungen, Zellvermehrung und hyaline Fibrinpfröpfchen, wie sie besonders SIEGMUND beschrieben hat, wurde schon hingewiesen, ebenso auf die Endokardreaktionen und deren Beziehung zur Thromboendokarditis. Wir haben aber größere Venen, besonders die Vena femoralis und ihre Klappen bei akuten und chronischen Infektionen und bei gleichzeitiger Thrombose desselben oder anderer Venengebiete eingehend darauf untersucht. Es lagen als Hauptkrankheiten zugrunde: Endokarditis, otogene Sepsis, Scharlach, Pneumokokkensepsis, Puerperalsepsis, Typhus, Paratyphus u. a. mehr örtlich umschriebene infektiöse Prozesse. Die Untersuchung hat sehr große Fehlerquellen: Erhaltungszustand des Materials, die Zufälligkeiten der Auswahl und des Findens solcher Reaktionsorte und des Vorhandenseins eines nachweisbaren Reaktionszustandes. Man wird daher keinen hohen Prozentsatz positiver Ergebnisse fordern dürfen, sondern auch eindrucksvolle Einzelbilder für eine Verallgemeinerung anerkennen müssen.

Die ersten Veränderungen an der Gefäßinnenhaut sind in derartigen Fällen *Zellvermehrung* am Endothel, auf kleine Stellen beschränkt oder über größere Strecken ausgedehnt. Solche endotheliale Zellpolster hat SIEGMUND besonders bei Scharlach in inneren Organen, auch am Endokard beschrieben, sie finden sich hier auch bei anderen septischen Erkrankungen. In den großen Körpervenen treten an Stelle des flachen Endothelbelags größere vorspringende Zellen mit basophilem Protoplasma und klumpigem Kern, vielfach mehrere Zellreihen übereinander (Abb. 13). Häufiger ist eine weitere Veränderung: die Bildung kleiner *Zellhäufchen* oder *verklumpter Zellkernmassen* in fleckförmiger Verteilung. Es lassen sich die bei schwacher Vergrößerung auffallend dunklen Flecke in 6—8 Kerne auflösen, die oft in gemeinsamem Protoplasma zu liegen scheinen. Solche Zellhäufchen und Zellverklumpungen lassen enge räumliche Beziehungen zu frischen Plättchenthromben, auch kleinen gemischten Thromben erkennen, z. B. bei einer chronischen Pneumokokkensepsis (Abb. 14). Sie

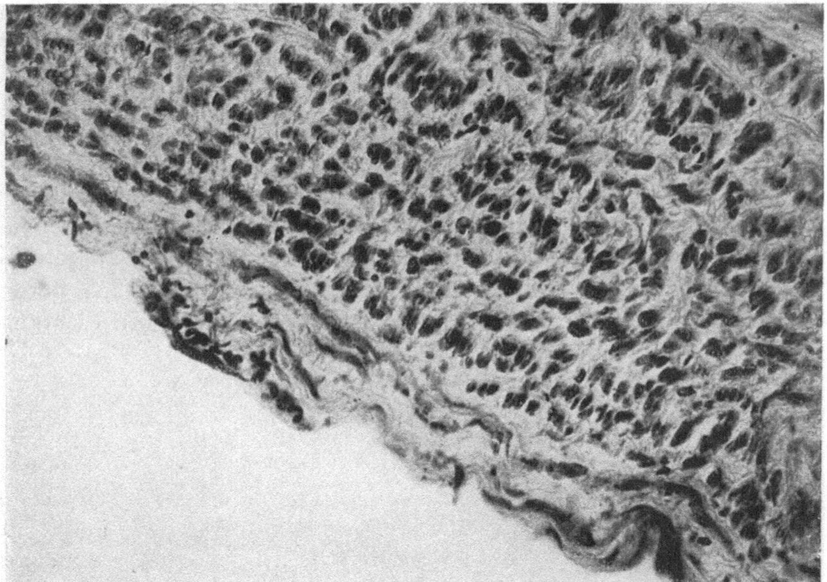

Abb. 13. Endothelhöcker mit Kernklumpen. Vena femoralis bei rezidiver Endokarditis.

lassen sich also im Sinne unserer Versuche als thrombenbegünstigende Endothelreaktionen auffassen. Bei einem Typhus, der im Stadium der Geschwürsreinigung an Lungenembolie starb, waren derartige Kernverklumpungen in den Venen des Oberschenkels reichlich zu treffen und die Bildung frischer Thromben an ihnen zu erkennen. An Stellen älterer Thromben sind derartige Wandveränderungen nicht mehr zu erwarten bei dem raschen Übergang in Organisationsvorgänge.

Weiterhin kommen *Abscheidungen* an der Intima vor, die dem homogenen Fibrinhäutchen gleichen. Sie fanden sich z. B. bei einer Diphtherie an vielen Stellen der Gefäße, u. a. auch an den Klappen, ferner bildeten sie bei einer Sepsis nach Panaritium über verdichteten dunklen Endothelkernen kleine Auflagerungen, an denen Blutplättchen, auch einzelne Kokken hafteten, bis zum ausgebildeten Plättchenthrombus. In einem Falle von Typhus saß an einer Venenklappe ein großer homogener

Fibrinhöcker, der ganz den kleinen Fibrinpfröpfchen der Lebervenen entspricht. Von ausgedehnter Thrombose des Oberschenkels war hier tödliche Lungenembolie ausgegangen. Derartige Fibrinhöcker und Zell-knötchen in kleinen Organgefäßen, z. B. Milz, sind ja schon lange bekannt (OPPENHEIM, CEELEN), aber in ihrer Beziehung zu Thrombose noch nicht beachtet worden. Weiterhin bot ein unter dem Bilde der Phlegmasia dolens verlaufende chronische puerperale Sepsis in den kleinen Venen des Oberschenkels zahlreiche solche

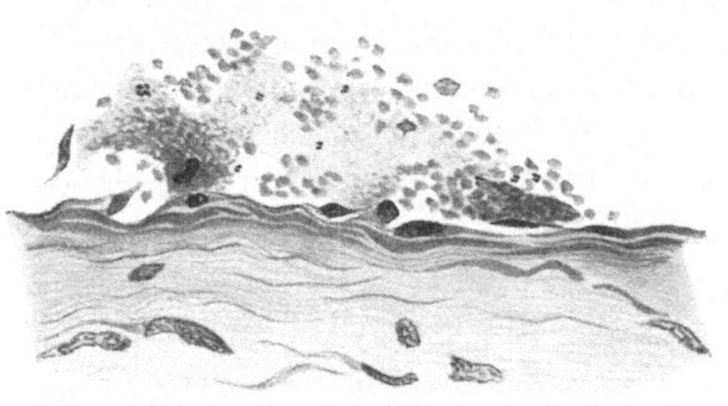

Abb. 14. Frischer Plättchenthrombus auf verändertem Endothel im Klappengrund. Vena femoralis. Sepsis nach Panaritium.

Kernhäufchen und Zellpolster der Intima, denen kleine Plättchenthromben anhafteten. Die Hauptvene war von ausgedehnten Thromben ausgefüllt.

Bei einem chronischen Geschwürsleiden des Magens ließen flache homogene Fibrinhöcker an der Venenwand eine wirbelartige Schichtung

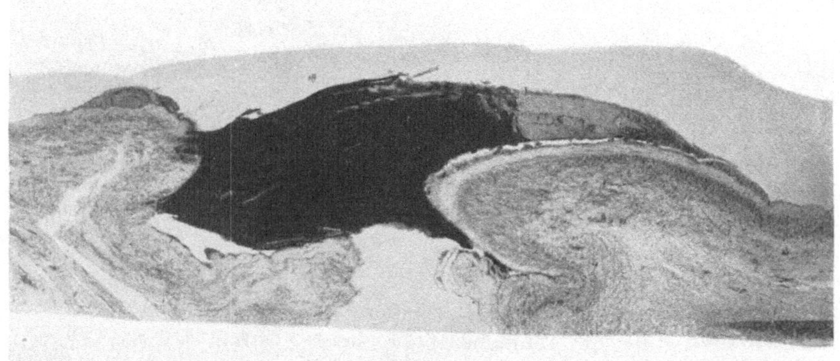

Abb. 15. Gemischter Thrombus im Anschluß an homogene Fibrinhöcker. Thrombopathie der Vena femoralis bei chronischem Magengeschwür.

erkennen. An sie setzten sich gemischte Thrombenmassen an (Abb. 15). Lungenembolie hatte den Tod herbeigeführt.

Diese Beispiele könnten an zahlreichen neueren Beobachtungen noch erweitert werden. Die Befunde an menschlichen Venen von subakuten oder chronisch verlaufenden septischen Erkrankungen sind somit wohl geeignet, die Ergebnisse der Tierversuche zu ergänzen und die Auffassung zu bestätigen, daß Reaktionen des Gefäßendothels die Grundlage thrombotischer Abscheidungen bilden und bei geeigneten Kreislaufverhältnissen zu größeren fortgesetzten Thromben führen.

Es sei hier auf die Beobachtungen von HENSCHEN hingewiesen über Wucherungen des Gefäßendothels mit Fibrinoidbildungen, die er in gestauten capillären und venösen Gefäßen von Harnröhrencarunkeln fand. Sie sind sicherlich gleiche Bildungen wie die SIEGMUNDschen Intimaknötchen; ob aber ihre Deutung als organisierte Blutreste mit Untergang von Erythrocyten richtig ist, scheint mir zweifelhaft. Auch diese Bildungen standen zu Thromben in Beziehung. Die Bedeutung homogener Fibrinabscheidung im Sinne der Fibrinhäutchen von LAKER und GUTSCHY wird weiterhin von CRAMER als Grundlage der Thrombose anerkannt.

Es wird damit die Auffassung bestärkt, daß eine Änderung der Beziehungen zwischen Blut- und Gefäßwand die Grundlage einer Thrombose bildet. Diese Änderung kann durch eine gesteigerte Resorptionsleistung gegenüber Krankheitskeimen oder eiweißartigen Stoffen ausgelöst werden, die bei erneuten resorptiven Anforderungen der gleichen oder anderer Art zu Niederschlagsbildungen oder zelligen Reaktionen am Gefäßendothel führt.

Die Endothelreaktion wird zur Thrombenbereitschaft bei hinzutretender Kreislaufstörung, die weitere Anlagerung begünstigt und Sitz und Form der Pfropfbildung bestimmt.

D. Die Bedeutung der Infektion.

Die Verfolgung der Endothelveränderungen führte uns bereits zu der viel erörterten Frage der Rolle der Infektion für die Entstehung von Thromben. VIRCHOW hatte mit der scharfen Trennung der Thrombose von der Phlogose die alte Lehre von der Venenentzündung überwunden, aber er kam doch an den vielfachen Zusammenhängen von einfachen Pfropfbildungen und entzündlichen Vorgängen nicht vorbei. Er faßte jedoch die Wandentzündung als Folgeerscheinung der Thrombose auf. Die Entdeckung der belebten Infektionserreger, vor allem die Beobachtung der Wundinfektionen lenkte wieder die Aufmerksamkeit auf die Beziehungen von *Infektion* und *Thrombenbildung*.

1. Versagen der Unterscheidung von blanden und infizierten Thromben.

BAUMGARTEN hat wohl zuerst bei seinen Versuchen mit doppelter Gefäßunterbindung gezeigt, daß in der ausgeschalteten Gefäßstrecke bei aseptischem Verfahren kein Thrombus entsteht, dagegen bei Infektion des Wundgebietes. CORNIL, WIDAL und VAQUEZ gaben dann am entschiedensten der Auffassung Ausdruck, daß ohne Infektion, und zwar ohne infektiöse Gefäßwandentzündung kein Thrombus zustande kommt. Nicht so ausschließlich, aber doch als typisch vorkommenden Befund stellt KRETZ die Infektion des Blutes unter die Ursachen der Thrombose. Auch zahlreiche andere experimentelle und klinische Beobachtungen brachten Stützen für diese Auffassung, die andererseits auf großen

Widerstand stieß. In der Zeit der Antisepsis und Asepsis lag ein gewisser Vorwurf darin, daß infektiöse Einflüsse eine Thrombose nach Operation erklären sollten. Auch verband sich mit der Anwesenheit von Keimen im Thrombus die Vorstellung einer hämatogenen Bakterienverbreitung im Körper, einer Sepsis. Klinische und pathologisch-anatomische Erfahrung widersprachen aber der Annahme, daß der Grad der Infektion eines Wundgebietes maßgebend wäre, und daß die Häufigkeit einer Thrombose von der Schwere der Sepsis abhinge. Gerade bei ausgesprochener Wundinfektion und bei offenkundiger allgemeiner Sepsis wird, worauf z. B. Aschoff hinwies, Thrombose meist vermißt. Bei scheinbar reizlosem Wundverlauf und nach fieberfreiem Wochenbett tritt aber das tragische Ende der Embolie ein.

Auch die morphologische Unterscheidung der Thromben in nicht infizierte, *blande Thromben* und infizierte, *septische Thromben* erwies sich als undurchführbar. In den unter Leukocyteneinwanderung zerfallenden, mit Wandentzündung einhergehenden Thromben sind zwar Keime regelmäßig, oft in Massen vorhanden, aber ob sie primär anwesend oder erst nachträglich eingeschleppt sind, läßt sich nicht entscheiden. Der eitrig eingeschmolzene Venenabschnitt wird meist gegen den Körper durch einen festen und bakterienfreien Pfropfteil abgeschlossen. In dem nicht zerfallenen roten oder gemischten Thrombus aber ist die Anwesenheit von Keimen eine sehr wechselnde. Lubarsch fand z. B. unter 215 blanden Thromben nur 20mal Mikroorganismen, in weiteren Untersuchungen durch Kultur aber unter 132 Thrombosen 117 Fälle mit positivem Bakteriennachweis im Thrombus selbst, in der Milz oder im Herzblut, darunter überwiegend Streptokokken. Die Fehlerquellen bei dem Keimnachweis in Thromben sind aber nach eigenen Erfahrungen so groß, daß Lubarsch zugestimmt werden muß, wenn er ihm, besonders nach der negativen Seite, keine entscheidende Bedeutung zuerkennen will.

Diese Schwierigkeiten erklären es, daß die meisten Darstellungen sich über die Bedeutung der Infektion für die Thrombose sehr zurückhaltend äußern. Teilweise wird eine gewisse Rolle anerkannt (Beneke, Aschoff), aber doch im wesentlichen auf indirekte Wirkungen wie Kreislaufstörung, Herzschwäche, Änderung der Strömungsmechanik beschränkt, teilweise wird sie, wie von Krönig, für die fernab vom Operationsfeld entstehenden Thromben (Fernthrombosen) ganz bestritten.

Man hat nun bei diesen Betrachtungen zwei wesentliche Fehler begangen. Zunächst fällt Infektion nicht mit örtlicher Anwesenheit von Keimen zusammen. Keime können sekundär in einen Thrombus gelangen oder primär wohl vorhanden gewesen, aber zugrunde gegangen sein. Keimfreiheit eines Thrombus beweist also nichts gegen örtlich infektiöse Einflüsse, vor allem aber auch nicht gegen Fernwirkung. Weder örtliche Wandschädigung, noch allgemeine bakterielle Blutschädigung erschöpfen die infektiösen Einwirkungen. Auch die infektiöse

Herzschädigung, die keineswegs bei den mit Thromboembolie endenden Fällen nachweisbar ist, vermag zu befriedigen. Der Begriff der Infektion muß weiter gefaßt werden.

2. Infektiöse Einflüsse bei menschlichen Thrombosen.

Die Bedeutung der Infektion geht zunächst aus Beobachtungen *menschlicher Thrombosen* hervor. LUBARSCH stellte bereits fest, daß 87% aller Thrombosen mit infektiösen Veränderungen in der Leiche verbunden waren, nur in 13% ließen sich keine nachweisen. Freilich schränkt er diese Zahl durch die Forderung ein, daß die infektiösen Prozesse in der Nähe oder im Quellgebiet des thrombosierten Gefäßes sitzen müssen. Dann sind nur 55% der Fälle positiv. Vielfach schien die Thrombose älter als die Infektion, so daß nach dem Abzug nur 52,6, aber immer doch noch mehr als die Hälfte aller Thrombosen mit infektiösen Begleiterscheinungen verbunden sind. Aber eine derartige Zusammenstellung ist unvollständig, wenn sie nur die bei der Obduktion feststellbare Infektion beachtet und nicht die vorangegangenen Erkrankungen berücksichtigt, von denen Nachwirkungen bestehen können.

Die Rolle der Infektion oder allgemeiner infektiöser Einflüsse trat mir, ebenso wie BORST, eindringlich bei Verfolgung der *Thrombosen nach Kriegsverletzungen* entgegen. Am Amputationsstumpf bleibt in den unterbundenen Gefäßen entgegen der heute noch weit verbreiteten Vorstellung eine

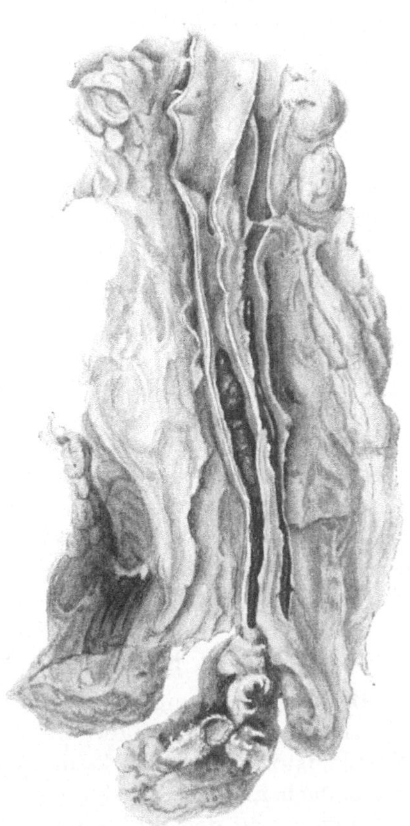

Abb. 16. Thrombose im Amputationsstumpf mit Nekrose der Gefäßenden. Amputation des Oberschenkels wegen infizierter Schußwunde. Chronische Sepsis. 27 Tage nach Verwundung.

Thrombose aus oder ist auf einen ganz kleinen Abschlußpfropf beschränkt, sofern nicht Infektion, vor allem länger wirkende, im Stumpf Platz gegriffen hat (Abb. 16). Bei schwerer akuter Infektion aber kann Thrombose ausbleiben oder so gering sein, daß Abstoßung des nekrotischen Gefäßendes zu gefürchteten Nachblutungen führt. Also geht hierbei schon die Ausdehnung der Thrombose nicht der Schwere der Infektion parallel, vielmehr der Reaktion des Körpers ihr gegenüber. Auch an älteren Amputationsstümpfen, die zur Korrektur reamputiert wurden, ließ sich noch das verschiedene Verhalten einer ausgedehnten Thrombusorganisation oder einer geringfügigen Obliteration der Unterbindungsstelle nachweisen. Der Befund entsprach genau dem leichten oder durch längere Infektion komplizierten Wundverlauf. An Amputationsstümpfen des Friedens kann man diese Beobachtungen bestätigen. Ebenso führt Gefäßverletzung nur zu einem kleinen örtlichen Pfropf entsprechend der Ausdehnung der Wandschädigung, aber nicht zu einem Fortschreiten über eine größere Gefäßstrecke, anders aber im entzündlich veränderten Wundgebiet.

Auch in allen anderen Thrombosen ist die Abhängigkeit von infektiösen Prozessen im Wurzelgebiet der Thromben anschaulich darzulegen und wiederum im bevorzugten Maße der chronischen, schleichenden Infektionen. Auch bei Fernthrombosen ohne örtlichen Zusammenhang mit einem Wundgebiet sind die allgemeinen infektiösen Einflüsse mit örtlichen Kreislaufstörungen nicht zu verkennen (s. S. 55). Ohne erstere wird auch bei starker Behinderung des Blutstroms keine Thrombose beobachtet.

Wenn wir die Thrombosen unter Friedensverhältnissen betrachten, so sind sicherlich die infektiösen Einflüsse nicht so leicht und eindeutig zu erkennen. Allgemeine Erfahrungen über Häufung von Thrombosen nach infektiösen Erkrankungen, z. B. die Annahme FRANCKEs von einer Thrombenbegünstigung durch Grippe lassen uns Art und Angriffspunkt des infektiösen Einflusses nicht erkennen. Wir müssen das Wesen einer Infektion näher ins Auge fassen und hierzu die experimentellen Erfahrungen heranziehen.

3. Infektiöse Einflüsse bei experimentellen Thromben.

Bei der Erzeugung von Thromben im *Tierversuch* nehmen infektiöse Einwirkungen ebenfalls die erste Stelle ein. Wir haben gesehen, daß Kreislaufstörungen allein keine Pfropfbildung beim Tier auslösen weder bei einfacher, noch bei doppelter Gefäßunterbindung, auch nicht bei Verlangsamung der Strömung durch Drosselung eines Gefäßes. Schädigung der Gefäßwand, mechanisch oder durch Ätzungen verschiedener Art, ruft örtliche Plättchenabscheidung und anschließend rote Gerinnungsthromben hervor, die aber auf den Ort der Schädigung beschränkt bleiben und die wesentlichen Merkmale der spontanen, menschlichen Thrombosen, die Neigung zu fortschreitender Anlagerung nicht darbieten.

Auf die gerinnungsfördernde Wirkung verschiedener Bakterien hatte LEO LÖB bereits hingewiesen und sie vor allem bei Staphylokokken, B. pyocyaneus, prodigiosus und Coli gefunden, bei Diphtheriebacillen, Tuberkelbacillen, Typhusbacillen und Streptokokken vermißt. Die

Fähigkeit von B. coli zur Thrombenbildung im gestauten Gefäß hatte auch JAKOWSKY erkannt, der unter 10 Versuchen 4mal Thrombosen erhielt. TALKE hatte mit Staphylokokken gearbeitet, die er in die Umgebung der Gefäße einspritzte und hierbei gefunden, daß es zu Thrombenbildung kommen kann, ehe die Kokken selbst die Gefäßwand durchwuchert haben. Ganz ähnliche Ergebnisse erhielt BARDELEBEN mit Streptokokken. LUBARSCH brachte Aufschwemmungen verschiedener Bakterien (Staphylokokken, Streptokokken, Diphtheriebacillen und B. coli) in die Bauchhöhle oder in die Vene bei gleichzeitiger Einengung der Vena jugularis. Hierbei erhielt er zahlreiche positive Ergebnisse von Thromben in dem gestauten Gefäß, am besten mit Coli und Staphylokokken. In gleicher Weise erzeugte HELLER Thromben mit lebenden und abgetöteten Colikulturen an gestauten oder geschädigten Gefäßstellen.

In eigenen Versuchen habe ich darlegen können, daß Bakterien und Bakterienextrakte in abgebundener Gefäßstrecke rote Thromben hervorrufen. Es sind aber keine Fermentthromben durch unmittelbare Gerinnungsförderung (Aktivierung des Fibrinfermentes), da sich im Gerinnungsversuch sämtliche Bakterienextrakte unwirksam erwiesen. Auch die mikroskopischen Bilder der erzeugten Thromben zeigten Abscheidung und Gerinnung in der ruhenden Blutsäule. In weiteren Versuchen, die sich denen von HELLER anschlossen, gelang es mit Coliextrakt bei erhaltener, aber durch Einengung der Vena jugularis behinderter Blutströmung, größere Abscheidungsthromben zu erzielen. In der korallenstockartigen Ablagerung der Blutplättchen und wirbelartigen Anordnung der anschließenden roten Pfröpfe boten sie eine so weitgehende Ähnlichkeit mit menschlichen Thromben, wie keine anderen Versuche vorher (Abb. 2).

Daß alle diese Versuche nicht die Würdigung für die menschliche Thrombose fanden, kam, abgesehen von einer gewissen Launenhaftigkeit der Ergebnisse, davon her, daß die bakterielle Einwirkung immer mit Strömungsbehinderung oder Wandschädigung verbunden sein mußte. Letztere schien zu den regelmäßigen und notwendigen, erstere zu den unbestimmten Bedingungen zu gehören. Daher wurde dem mechanischen Moment als dem eindrucksvollsten die Hauptrolle zugeschrieben (BENEKE). Man forderte auch im Tierversuch zu einseitig die örtliche Anwesenheit der Bakterien, sowie den Nachweis bestimmter mit den Keimen zusammenhängender Veränderungen der Wand oder des Blutes, der nicht mit genügender Schärfe zu führen war. Die mannigfaltigen Wechselbeziehungen zwischen Infektion und Körper, nicht nur am Infektionsort, sondern auch an entfernten Organen und Geweben, waren dem Verständnis noch nicht erschlossen.

Hier führte uns erst die Kenntnis von den resorptiven Leistungen des Gefäßendothels weiter, wie wir im vorangehenden Kapitel besprochen haben. Gesteigerte Anforderungen der Stoffverarbeitung, ob sie durch

Vitalfarbstoffe, durch fremdes Eiweiß oder andere kolloidale Substanzen bestimmter Beschaffenheit, ebenso auch durch Bakterien ausgelöst werden, führen über das Reticuloendothel im engeren Sinne hinaus zu einer Reaktionsbereitschaft des Gefäßendothels, nicht nur in kleineren Gefäßgebieten innerer Organe und der Haut, sondern auch in größeren Gefäßstämmen, vor allem der Venen. Die Reaktionsbereitschaft ist nicht abgestimmt (spezifisch), sondern kann gegenüber dem gleichen Agens ebenso wie gegenüber anderen Teilchen zur Wirkung kommen, z. B. bei Caseoanbehandlung gegenüber Colibakterien.

Unter begünstigender Strömung (Stromverlangsamung) werden im Blute kreisende Teilchen an reaktionsbereiter Stelle, z. B. Klappen, zum Haften gebracht. Hierbei können celluläre Veränderungen (Zellanhäufung) oder Abscheidungen auftreten, die unter Wirbelbildung mit den Blutkörperchen zusammen feste Pfröpfe formen.

Wir haben gesehen, daß menschliche Venen gleichartige Endothelreaktionen bei infektiösen Erkrankungen darbieten und die Bildung von Thromben sich im Zusammenhang mit derartigen Veränderungen verfolgen läßt.

4. Erweiterte Fassung des Infektionsbegriffes.

Wir müssen somit den Begriff einer Infektion weiter fassen, über die örtliche Anwesenheit von Bakterien hinaus.

METSCHNIKOFF hatte bereits den Ausspruch getan, daß Infektion ein Stoffwechselproblem zwischen Krankheitskeim und Körperzelle sei. RÖSSLE hat für die örtlichen entzündlichen Vorgänge die Auffassung als einer parenteralen Verarbeitung näher ausgeführt. Wir sehen aber, daß auch darüber hinaus jede Anforderung an Stoffverarbeitung allgemeine und örtliche Reaktion der zu Resorptionsleistung befähigten Zellen auslöst. Die Reaktion gegenüber Infektionserregern und deren Einwirkung ist nichts anderes als ein Sonderfall. Sie wird am Ort der ersten Keimansiedlung (Primärherd) auftreten, aber darüber hinaus in anderen Organen und Gefäßgebieten, soweit die Abstimmung (Sensibilisierung) der reaktionsfähigen Zellen und Gewebe geht, sowohl gegen verschleppte Keime selbst wie auch gegen ihre Stoffwechselprodukte oder im Infektionsvorgang entstehende Zerfallsstoffe.

Alle Vorgänge gesteigerten Gewebsabbaues müssen im Körper gleiche Reaktionen auslösen, wie Infektion im engeren Sinne. Jedes Wundgebiet ist die Quelle resorptiver Anforderungen, ebenso Geschwülste, gleichgültig, ob sie einem aseptischen oder bakteriellen Zerfall unterliegen. Auch die Stoffwechselvorgänge in der Schwangerschaft und die Abbauvorgänge im puerperalen Uterus haben gleiche Bedeutung für den Körper. Gewebsnekrosen aus Kreislaufstörungen führen zu Rückwirkungen und hierunter fällt auch der Druckbrand (Decubitus), dessen Rolle als Wurzelgebiet einer Thrombose noch besprochen werden soll.

Sehen wir daraufhin eine Zusammenstellung von Thrombosefällen näher an, so finden wir unter den Tübinger Beobachtungen in 92% der Thrombosen entweder Operationsfolgen oder Infektionen. In 30% Geschwulsterkrankungen und 4,8% Decubitus. Hierbei überschneiden sich die einzelnen Gruppen, indem z. B. Geschwülste mit Operation und Infektion zusammen vorkommen. Unter dem Kölner Material waren die Zahlen etwas anders. Es fanden sich hier 47,8% Infektions- und Operationsfolgen, in 18,5% Geschwülste und in 14,3% Decubitus (s. a. S. 93).

Einzelbeobachtungen sind aber oft eindrucksvoller als statistische Zusammenstellungen. So sieht man Leute mit Varicen trotz starker Stauung und Kreislaufstörung ohne Thrombosen. Bei Hinzutreten infektiöser Einflüsse stellt sich Thrombose und tödliche Embolie ein.

Beispiel 1. Ein 62jähriger Mann war wegen Magencarcinom mit Gastroenterostomie operiert worden. Bald darauf trat Temperaturanstieg und die Zeichen einer Bronchopneumonie ein. Weiterhin entstand ein Absceß in der Bauchwunde und bei zunehmenden Lungenerscheinungen erfolgte nach 14 Tagen der Tod.

Es fand sich ein großes, zerfallenes Carcinom vor dem Pylorus. Im rechten Unterlappen bestand eine Bronchopneumonie mit Absceßbildung, die mit älteren Bronchiektasen zusammenhing, und eine eitrige Pleuritis. Am rechten Unterschenkel ein faustgroßes Paket von Varicen, das unter der Haut wulstartig hervortrat. Die Gefäße waren von roten und gemischten Thromben ausgefüllt und von ihnen stieg eine frische rote, teilweise gefleckte Thrombose durch die Vena saphena bis in den Hauptstamm der Schenkelvene hinein. Sie endete nahe dem Leistenband mit einem zapfenförmigen Schlußteil. Ein Losreißen und Verschleppen war noch nicht eingetreten (Abb. 17).

Beispiel 2. Ein 52jähriger Mann litt seit Jahren an Varicen und Unterschenkelgeschwüren, von denen wiederholt Erysipel ausging. Es wurde eine Injektionsbehandlung der Varicen mit konzentrierter Kochsalzlösung ausgeführt. 18 Tage später erfolgte tödliche Lungenembolie. Bei dem kräftig gebauten Mann bestand am linken Unterschenkel ein abheilendes oberflächliches Geschwür. An der Innenfläche des Unterschenkels trat ein ausgebreitetes Geflecht von erweiterten und ausgebuchteten Venen hervor, von dem eine fingerdicke, geschlängelte Vena saphena aufstieg. Diese war, ebenso wie die Varicen von dunkelroten Pfropfmassen ausgefüllt, die bis etwa handbreit über das Knie reichten, im letzten Teil von lockerer Beschaffenheit, weiter unterhalb fest und der Wand anhaftend. Die Leistendrüsen fielen durch ihre erhebliche Größe und

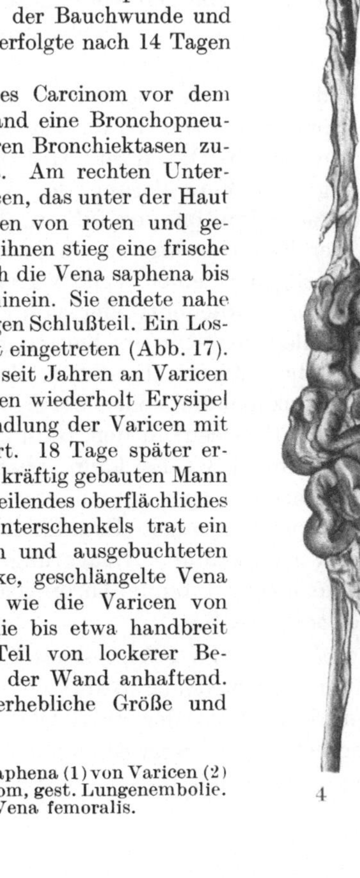

Abb. 17. Aufsteigende Thrombose der Vena saphena (1) von Varicen (2) des Unterschenkels. Ulceriertes Magencarcinom, gest. Lungenembolie. Mann, 62 Jahre. (3) Endstück in Vena femoralis.

Dietrich, Thrombose.

Durchfeuchtung auf. Im rechten Herzen lag ein großer zusammengerollter Pfropf und ein zweites großes Stück füllte den Zugang zur Lungenarterie aus, kleinere Stücke steckten in den Ästen der Lungengefäße.

In letzterem Falle war der Gegensatz zwischen einer rein örtlichen, durch Wand- und Blutschädigung (Kochsalzeinspritzung) entstandenen Thrombose, die für die tödliche Embolie nicht in Betracht kam, und der frischen fortschreitenden Thrombose, die zur Embolie führte, augenscheinlich. Im Bereich der Injektionsbehandlung hafteten bräunliche Pfropfmassen in beginnender Organisation fest an, die ganze Umgebung war reaktionslos. Dagegen fanden sich in der Haut des Unterschenkels frisches Granulationsgewebe, Leukocyteninfiltrate und ödematöse Auflockerung, dazu hyaline Thromben kleiner Gefäße. Hier lagen frische entzündliche Veränderungen vor, die mit dem Erysipel im Zusammenhang standen als Quelle infektiöser Einwirkungen auf die gestauten Venengebiete.

Beide Fälle zeigen, wie Kreislaufbehinderung in einem varicösen Venengebiet erst dann den Anstoß zu einer fortschreitenden bedeutungsvollen Thrombose abgibt, wenn infektiöse Einflüsse hinzutreten, das eine Mal vom Wurzelgebiet des Gefäßes aus, das andere Mal von entfernten Krankheitsherden (ulceriertes Magencarcinom oder vereiterte Bronchiektasen). Ähnliche Beobachtungen ließen sich noch mannigfach anführen.

Nach diesen Darlegungen ist somit die Rolle infektiöser Prozesse bei der Entstehung von Thromben sehr verschieden. Zunächst können Keime am ersten Ort ihrer Ansiedlung (Primärherd) durch Wandschädigung und Veränderung des Verhältnisses zwischen Gefäßwand und Blut zur Pfropfbildung führen, die örtlich bleibt oder fortschreitet je nach der Reaktionslage des Körpers. Weiterhin können aber Keime in das Quellgebiet einer Vene verschleppt werden und an reaktionsbereiten Stellen, die entweder von dem gleichen Herd aus oder von anderen Teilen des Körpers hervorgerufen werden, haften bleiben und zum Thrombus führen. Das ist z. B. bei mehrfachen klappenständigen Thromben anzunehmen oder bei Thromben, die aus einem infizierten Wurzelgebiet (Varicen) in den Hauptstamm der Vena femoralis hinaufreichen (s. Abb. 17). Es kann aber auch die Reaktionsbereitschaft über den ganzen Körper ausgebreitet sein. Sie wird dann an irgendeiner Stelle entfernt von einem Krankheitsort, z. B. in der Vena femoralis, bei Stromverlangsamung Anlagerung kleiner Abscheidungen und davon ausgehende fortschreitende Thrombosen hervorrufen. So entstehen die *Fernthrombosen* (s. S. 65).

Art und Größe und Schicksal des Thrombus wird von dem Zusammenwirken der verschiedenen Bedingungen abhängen, vor allem aber auch von dem Verhältnis der Bakterien gegenüber der Endothelreaktion. Reaktionserfolg im abgestimmten Organismus führt zur Keimvernichtung. Wir sehen das im Versuch an der Agglutination und dem körnigen Zerfall der eingebrachten Bakterien. Bei menschlichen Thromben sind mikroskopisch und kulturell in den *blanden Thromben* keine Keime nachzuweisen, ebensowenig wie bei der verrukösen Endokarditis, die eine gleiche Reaktion des Endokards darstellt.

Überwiegen der Keime führt zur Vermehrung am Ort der Haftung und zu stärkerer entzündlicher Reaktion der Wand. Es entsteht das Bild der *Thrombophlebitis*. So sehen wir auch in einem Wundgebiet die zuerst betroffene Strecke der Vene vom eitrig zerfallenen Thrombus und entzündlich durchsetzter Wand eingenommen, die jüngst befallenen Abschnitte mit einem noch festen einfachen Abscheidungspfropf verschlossen.

Das schwerste Glied der Kette bildet die Entzündung der Venenwand, ohne daß es zur thrombotischen Abscheidung kommt. Das ist die *reine eitrige Phlebitis* (s. a. S. 69).

Es muß natürlich auch in Betracht gezogen werden, daß Keime sekundär in einem Thrombus Platz greifen können. Sie können von der Nachbarschaft in ein thrombosiertes Gefäß eindringen, z. B. in einem infizierten Wundgebiet, aber auch auf dem Blutweg durch Restlücken in den Thrombus gelangen. Sie bewirken dann einen bakteriellen Zerfall und sekundäre entzündliche Reaktion der Wand.

Diese Darstellung von dem Einfluß einer Infektion auf das Zustandekommen und Schicksal einer Thrombose scheint geeignet über viele Widersprüche hinwegzuführen, die bisher verhinderten, die große Bedeutung infektiöser Einflüsse richtig zu erfassen.

Die Infektion wirkt weder ausschließlich auf das Blut ein, durch Zerstörung der Blutkörperchen oder Veränderung der Blutbeschaffenheit, noch auf die Wand durch unmittelbare Keimansiedlung. Die unter dem Einfluß der Infektion oder anderer resorptiver Einwirkungen eintretenden Änderungen der Beziehung zwischen Gefäßendothel und Blut sind es, die zum Haften der Krankheitserreger an reaktionsbereiter Stelle und unter geeigneten Kreislaufverhältnissen führen.

Zweifellos wird eine allgemeine Änderung der Blutbeschaffenheit (Erhöhung der Blutplättchenzahl, Verschiebung der Kolloidstabilität) die Abscheidung von Thromben begünstigen, ebenso eine allgemeine Kreislaufschädigung (Herzschwäche), wie sie im Gefolge von Infektionen auftreten kann. Gerade letztere wird aber bei den meisten in der Genesung auftretenden Thrombosen vermißt.

Der Gegensatz von blanden und septischen Thromben, der mit seinen vielfachen Widersprüchen immer Schwierigkeiten machte, löst sich mit dieser Darstellung in eine *Stufenleiter der Beziehungen* von Erreger und Gefäßinnenwand auf, je nach Erfolg oder Unterliegen der Reaktion gegenüber den zum Haften gebrachten Keimen.

III. Bau und Form der Thromben.

Aus der Besprechung der Grundlagen einer Thrombenbildung geht hervor, daß mannigfache Bedingungen zu einem Blutpfropf führen können, allein oder meist im Zusammenwirken. *In Form und Bau muß die Verschiedenartigkeit zum Ausdruck kommen.* Das ist vor allem wichtig, wenn wir aus dem Verhalten eines Thrombus auf ursächliche Zusammenhänge seiner Entstehung schließen wollen. Nicht eine vorgefaßte Theorie darf hierbei leiten, sondern allein die genaue Untersuchung der Zusammensetzung und die Verfolgung der aus dem sonstigen Verhalten des Körpers hervorgehenden Bedingungen.

Wir haben bei der Betrachtung der Thromben zwei Gruppen zu unterscheiden, deren ungenügende Trennung sowohl in der Zusammenstellung menschlicher Befunde, wie auch in der Bewertung experimenteller Ergebnisse zu vielen falschen Auffassungen geführt hat. Es sind die *ortsständigen* und die *fortschreitenden (fortgesetzten) Thromben.*

Die *ortsständigen (autochthonen) Thromben* entstehen an der Stelle eines Gefäßes, an der die Bedingungen für eine Abscheidung, Ausfällung oder Gerinnung zusammentreffen. Sie bleiben aber auf diese Gefäßstrecke beschränkt, die je nach den Umständen kleiner oder größer sein kann.

Die *fortschreitenden (fortgesetzten) Thromben* dagegen wachsen von dem Punkt der ersten Anlage durch immer neue Anlagerungen weiter. Sie gehen von kleinen peripheren Gebieten auf größere Gefäße über und schreiten bis in die großen Hauptstämme fort. Aus dieser Eigenschaft ergeben sich die klinischen Folgen: die stärkere und zunehmende Kreislaufstörung, die Gefahr des Losreißens und der Verschleppung (Embolie).

Wenn wir in medizinischen Fachworten mit der Endung „osis“ die Masse und Erheblichkeit einer pathologischen Veränderung ausdrücken, so kommt die Bezeichnung *Thrombosis* dieser fortschreitenden Pfropfbildung zu, die einfachen örtlichen Pfröpfe sind nur schlechtweg als Thromben zu benennen. Statistische Zusammenstellungen, die nach klinischen oder Obduktionsbeobachtungen alle Pfropfbildungen erfassen wollen, können leicht zu falschen Schlußfolgerungen führen.

Wir haben bei der Besprechung der Grundlagen schon wiederholt auf die Notwendigkeit dieser Unterscheidung hingewiesen. Örtliche Thromben lassen sich durch vielerlei Einwirkungen erzielen, einen Rückschluß auf die Entstehung der bedeutungsvollen Thrombose gestatten die Versuche aber nur dann, wenn sie in die Bedingungen des Fortschreitens Einblick gewähren. Wir werden die einzelnen Formen der Thromben in ihrer Beziehung zur Ortsständigkeit oder zum Fortschreiten zu betrachten haben.

A. Einfache, örtliche (autochthone) Thromben.

1. Hyaline Thromben.

Wir haben in dieser Gruppe Pfropfbildungen vor uns, die hauptsächlich in kleinen Gefäßen vorkommen. Sie bestehen in einer homogenen Ausfüllung des Gefäßes bzw. in solchen Anlagerungen an die Gefäßwand. Manchmal sind einzelne Leukocyten eingeschlossen, auch sieht man Auflockerung von Endothelien, aber die Hauptmasse des Pfropfes läßt keine sonstige Struktur erkennen.

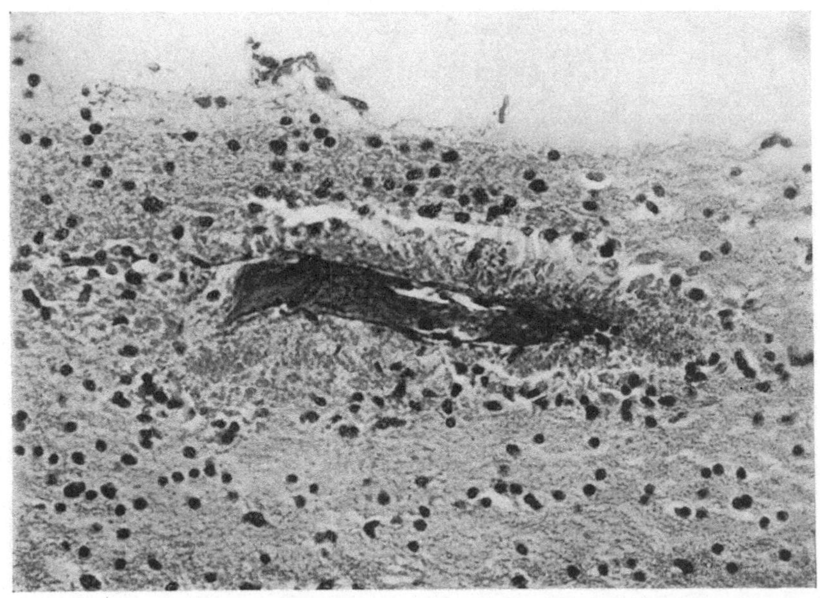

Abb. 18. Hyaliner Thrombus in einem Hirngefäß. Salvarsanschädigung.

Derartige hyaline Thromben findet man im Gehirn bei Infektionskrankheiten, z. B. Scharlach, Pneumonie, bei Sepsis, bei toxischen Schädigungen, vor allem nach Salvarsan (Abb. 18). Sie liegen hier oft im Mittelpunkt kleiner Blutungen (Purpura cerebri), kommen aber auch ohne solche vor. Sie werden ferner in der Niere beobachtet, als Ausgüsse von Glomerulusschlingen bei Scharlach, Sepsis, Eklampsie, aber auch in Rindengefäßen bei infektiösen Erkrankungen. Daß sich auch größere hyaline Gefäßausgüsse in der Niere bilden können, hat HERZOG beschrieben und SCHRÖDER sah in ihnen die Wurzel größerer Thromben und die Ursache hämorrhagischer Infarzierung bei der kindlichen Colinephritis (Abb. 19). Auch in der Magenschleimhaut kommen sie bei Säurevergiftung vor, ebenso im Darm, und man kann sie in allen möglichen Körpergebieten in der Umgebung entzündlicher Herde oder in

Stasegebieten feststellen. Erwähnt seien nur noch hyaline Thromben bei
Verbrennung und Erfrierung, ebenso in inneren Organen bei Pilzver-
giftung und als autotoxische Thrombosen, z. B. bei Eklampsie (LUBARSCH).

Fraglich ist, ob diese hyalinen Bildungen eine einheitliche Grundlage haben. Nach BENEKE entstehen sie hauptsächlich durch den Untergang und das Zusammenschmelzen (Kongelation) von Blutelementen,
wesentlich der Blutplättchen und Leukocyten, doch auch von Schatten

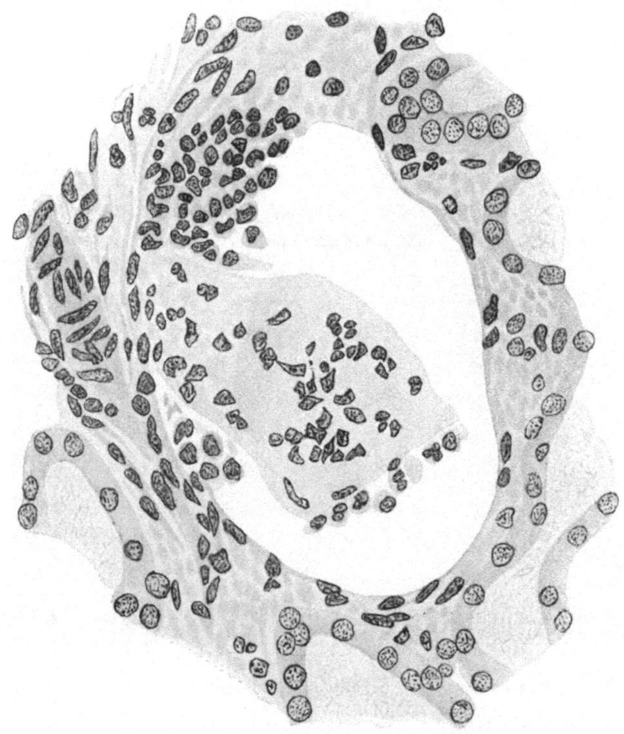

Abb. 19. Hyaliner Thrombus in der Nierenvene, auf zellreichem Endothelpolster sitzend.
Polynephritis, Kind 9 Monate. Niereninfarkt, Lungenembolie. (SCHRÖDER.)

roter Blutkörperchen nach Austritt des Hämoglobins. Eine Beteiligung
von Fibrin kommt vielleicht bei der Fibrinfärbung nach WEIGERT
zum Vorschein.

Nachdem wir der hyalinen Phase des Fibrins mehr Beachtung geschenkt
haben, ist diese Form der Pfropfbildung in kleinen Gefäßen verständ-
licher geworden. Vor allem haben die Beobachtungen an sensibilisierten
Tieren (SIEGMUND) zu der Erkenntnis geführt, daß derartige homogene
Abscheidungen an der Gefäßwand nicht nur aus dem Blutplasma erfolgen,
sondern im Zusammenwirken des Gefäßendothels mit dem Blutplasma
zustande kommen (DIETRICH und SCHRÖDER). Dies wurde oben näher

ausgeführt. In den meisten Fällen infektiöser oder autotoxischer Erkrankungen, z. B. Eklampsie, Verbrennung, haben wir die hyalinen Thromben als Reaktionsprodukte zwischen Gefäßendothel und Blut anzusehen. Auch die hyalinen Pfröpfe, die SCHRÖDER bei kindlicher Colinephritis beschreibt, haften an endothelialen Zellpolstern, sind also mit cellulärer Reaktion verbunden. Ein Untergang von Endothelzellen, wie man manchmal sieht, ist nicht notwendige Voraussetzung, sondern Folgeerscheinung. Daß die hyalinen Pfröpfchen durch Organisation zu Zellknötchen oder Höckern werden können (SIEGMUND), haben wir schon dargelegt (S. 31).

Andererseits soll nicht bestritten werden, daß auch kleine Plättchenthromben durch Zusammenschmelzen den Grundstock solcher hyaliner Pfröpfe geben können. Man kann in solchen Fällen bei geeigneter Färbung oft noch die feinkörnige Zusammensetzung nachweisen. Eine andere Bildung ist die aus allerlei Ausfällungen und Trümmern im Blut *(spodogene Thromben,* ASCHOFF). Solche *Trümmerpfröpfe* kommen neben den reinen hyalinen Bildungen bei Verbrennung vor, auch bei Blei- und Anilinvergiftungen, ferner gehören dazu die Blutschattenthromben nach Auflösung roter Blutkörperchen (Hämolyse), wie man sie nach Transfusion beobachten kann (siehe Fall KUCZYNSKI, S. 17). Schlangengifte mit Blutzerstörung oder Agglutination schließen sich an, ebenso auch die experimentellen Pfropfbildungen durch Ricin oder Abrin.

Den spodogenen Thromben durch unmittelbaren Einfluß aufs Blut stehen die Pfröpfe nahe, die in gestauten Gefäßbezirken (Varicen) durch Injektion von blutzerstörenden Mitteln (Sublimat, konzentrierte Kochsalzlösung) erzeugt werden (LINSER). Hierbei gesellt sich jedoch eine Schädigung der Gefäßwand zu der Blutzerstörung und es schließt sich ein Gerinnungsthrombus an. Dieser bleibt örtlich, soweit die unmittelbare Wirkung der Schädigung reicht.

Die hyalinen und die spodogenen Thromben sind vergängliche Bildungen, die rasch organisiert werden. Das ist für ihre Beurteilung wichtig. Ihre Bedeutung besteht aber vor allem darin, daß sie die Wurzel einer fortschreitenden Thrombose bilden können, sobald weiterwirkende Einflüsse auf Blut oder Gefäßwand hinzutreten.

2. Rote Thromben.

Sie gehen aus einer *Gerinnung* der Blutsäule hervor und haben als rein örtliche Bildung eine ruhende oder stark verlangsamte Strömung zur Voraussetzung, so daß sich ein Gerinnungsanstoß rasch ausbreiten kann. So findet man eine doppelt unterbundene Gefäßstrecke bei Wandschädigung oder Resorptionswirkung aus der Nachbarschaft entsprechend dem Versuch BAUMGARTENS von lockerem, roten Pfropf ausgefüllt. Im Amputationsstumpf kann ein kleines, rein rotes Pfröpfchen das unterbundene Ende der Arterie oder Vene ausfüllen.

Rote Pfröpfe im frei durchströmten Gefäß, wie sie durch Injektion gerinnungsfördernder Substanzen vorkommen können, haben erheblichen

Überschuß an Gerinnungsferment oder gerinnungsbereiter Substanz (Fibrinogen) zur Voraussetzung. Sie haben daher die Neigung zur raschen Ausbreitung im Gefäß und können zur schnellen Verschleppung Anlaß geben. Auch sonst geht die überwiegende Mehrzahl roter Pfröpfe aus einem fortwirkenden Einfluß auf das Blut hervor. Sie sind also Kennzeichen nicht des örtlichen, sondern des fortschreitenden Charakters einer Thrombose.

Rote Thromben werden durch ein dichtes oder lockeres Maschenwerk von Fibrin gebildet, das die roten Blutkörperchen neben wechselnder Beimengung weißer Blutzellen einschließt, selten in gleichmäßiger Verteilung. Ihrer Entstehung entspricht eine geringe Verbindung mit der Gefäßwand, sofern nicht schon Organisation eingesetzt hat. Daher lassen sie sich leicht ablösen oder werden auch leicht verschleppt. Wenn große rote Gefäßausgüsse keine Stauungserscheinungen in dem Gefäß gemacht haben, kann dies mit ihrem kurzen Bestand zusammenhängen, aber auch mit einer unvollständigen Ausfüllung der Lichtung während des Lebens, so daß noch Blut vorbeifließen konnte. Die Unterscheidung frischer roter Thromben von postmortalen Gerinnseln kann oft Schwierigkeiten bereiten.

Hauptsächlich haben rote Pfropfteile eine Bedeutung als Endstück gemischter Thromben.

3. Weiße Thromben.

Sie sind selten reine *Plättchenthromben* oder reine *Leukocytenthromben*, vorwiegend sind einem Grundstock von Blutplättchen weiße Blutkörperchen angelagert. Diese können verteilt sein oder als Saum die Plättchenbalken umrahmen. Weiße Thromben sind die typischen *Abscheidungsthromben*. Sie bilden sich an geschädigten Gefäßstellen auch bei guter Blutströmung. Selbst wenn eine Gefäßverletzung keinen größeren Pfropf erkennen läßt, ist mikroskopisch doch ein ganz zarter Plättchenbelag mit einzelnen Leukocyten nachzuweisen. Schon der Versuch an geätzten oder verletzten Gefäßstellen lehrt, wie vergänglich die lockeren weißen Pfröpfe sind. Sie bilden auch beim Menschen schaumartige Flöckchen, die abgespült und weggeschwemmt werden. Eine innigere Verbindung mit der Gefäßwand tritt an solchen Stellen ein, wo besondere Vorbedingungen für das Haften gegeben sind, entsprechend den angeführten Versuchen an sensibilisierten Tieren und den oben angeführten Beobachtungen an menschlichen Gefäßen.

Weiße Thromben sind in der Regel *örtlich*, aber hinzutretende Kreislaufstörungen oder fortwirkende Einflüsse auf das Blut geben Anlaß zu weiteren Anlagerungen, selten von Leukocyten und Plättchen allein, meist unter Beimischung roter Anteile. So bilden weiße Thromben den Grundstock zusammengesetzter, gemischter Thromben. Viel seltener sind rein weiße Thromben von größerer Ausdehnung. Solche kommen in Ausbuchtungen der Aorta (Aneurysmen) als geschichtete (lamelläre)

Bildungen vor. In Venen habe ich größere weiße Thromben nur als flache Polster auf stärker veränderter Wandstrecke gesehen.

Besondere Begünstigung der Abscheidung und des Haftens von Blutplättchen und Leukocyten bei guter Blutströmung, die die Anlagerung roter Blutkörperchen und Fibrinbildung verhindert, oder Hemmung der Fibringerinnung (Antithrombinüberschuß) sind die Bedingungen der weißen Thromben, wobei darauf hinzuweisen ist, daß primäre hyaline Abscheidungen an der Wand, gemäß den Auffassungen von KLEMENSIEWICZ, die erste Grundlage zum Haften der weißen Blutelemente abgeben können.

B. Zusammengesetzte fortschreitende Thromben.

Zusammengesetzte Pfröpfe entstehen dadurch, daß sich an die anfänglichen Abscheidungen von Blutplättchen oder Blutplättchen und Leukocyten Gerinnungsbildungen mit Einlagerung roter Blutkörperchen anschließen. Sie können örtlich beschränkt bleiben, aber die Neigung zum Fortschreiten ist ihnen weitgehend eigentümlich.

1. Aufbau der fortschreitenden Thromben.

Fortschreitende Thromben sind nur ausnahmsweise, wie schon erwähnt, rote Gerinnungsthromben, und zwar nur bei rascher Fermentthrombose oder in der ruhenden Blutsäule eines abgesperrten Gefäßgebietes, in dem eine Abscheidung nicht mehr möglich ist.

Aber es kann sich an einen kleinen weißen Thrombus ein rein roter Thrombus anschließen, ebenfalls natürlich begünstigt durch Stromstillstand, zugleich durch fortwirkende Gerinnungseinflüsse. Man kann einen weißen *Kopfteil* und einen oft um Vielfaches größeren roten *Schwanzteil* (FERGE) unterscheiden. In der Regel aber setzt sich der Thrombus mit einer bunten Mischung der Anteile fort. Man erkennt sie äußerlich an einer Riffelung der Oberfläche mit vortretenden weißlichen Streifen und Schlieren und auf dem Längsschnitt an einem zierlichen Balkenwerk, das die roten Teile einschließt. Es entsteht ein *korallenstockähnlicher Bau* (ASCHOFF) oder ein schwammartiges Gefüge, das sich aus Balken oder richtiger Fächern von Blutplättchen und Leukocyten zusammensetzt und die roten Blutkörperchen zwischen bogenförmig gespannten Fibrinmaschen einschließt (Abb. 20).

Über die Entstehung dieses Baues sind verschiedene Auffassungen aufgestellt worden. Ausgehend von ZAHNs Vorstellung der Bildung eines „*Wellenthrombus*" nimmt BENEKE entsprechend den Wellenknoten einer gestörten Strömung Thrombenkerne aus Plättchen und Leukocyten an, zwischen denen sich girlandenartig die Fibrinfäden unter Einschluß der roten Blutkörperchen ausspannen. Andererseits erfolgt bei den „*Wirbelthromben*" die Anlagerung neuer Plättchen und

Leukocytenmassen inmitten der Strömung, bis irgendwo die Wand erreicht wird. Beide Formen der wandständigen Wellen und mittleren Wirbel können sich vereinigen und so den verwickelten Bau des Korallenstockes bilden, dessen Scheidewände und Ausläufer den spiraligen Verlauf der Strömung erkennen lassen (ASCHOFF, FERGE).

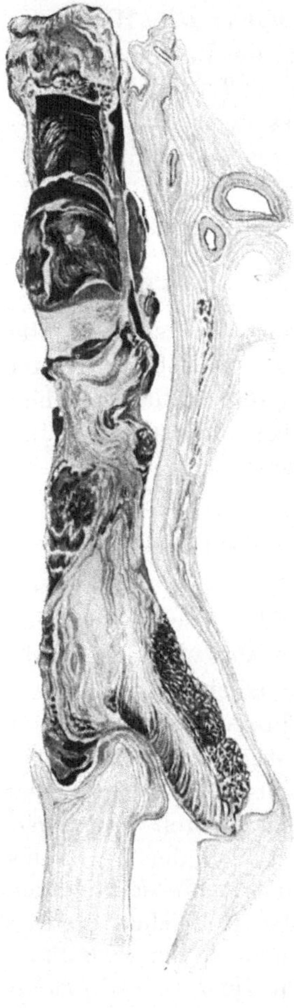

Mir ist in vielen Fällen die Fortsetzung eines Thrombus in Form eines *Fadens* aufgefallen, der bis zu 20 cm frei im Blut wie eine Wasserpflanze flottierte (Abb. 21). Dieser Faden setzt sich aus Blutplättchen und Leukocyten zusammen, ist durch viele feine Vorsprünge geriffelt und hält auch rote Blutkörperchen in Fibrinniederschlägen fest. Viele ältere fortgesetzte Thromben lassen diese Entstehung durch zentrale Anlagerung erkennen, andere dagegen mehr die wellenförmigen Abscheidungen an der Wand. Aber es ist noch eine dritte Möglichkeit des *sprunghaften Aufstiegs* dadurch gegeben, daß im Verlauf eines Gefäßes an mehreren Stellen, z. B. von Klappen oder von Endothelhöckern gleichzeitig Thromben entstehen und dann durch fortschreitende weiße Anlagerungen und rote Zwischenstücke verbunden werden (Abb. 22).

Das Ende eines gemischten Thrombus bildet meist ein kolbenartiges geriffeltes Schlußstück von vorwiegend weißer Beschaffenheit. Dadurch entsteht ein gewisser Abschluß des thrombosierten Gefäßes und wird wohl auch ein Stillstand des weiteren Fortschreitens angezeigt. Oft aber schließt sich ein lockerer, vorwiegend roter Pfropf an, sowohl der Stromrichtung nach, also gegen die Peripherie in der Arterie, herzwärts in der Vene, als auch im abgesperrten Teil (peripher) der Vene. Bedeutungsvoll ist die herzwärts gerichtete rote Pfropfbildung in den großen Venen, denn sie

Abb. 20. Wirbel und Stromlinien in einem aufsteigenden, gemischten Thrombus der Vena femoralis (Einmündung eines Astes und Klappe).

führt hauptsächlich zur gefährlichen Lungenembolie. Die roten lockeren Thrombenendstücke müssen, worauf schon RIBBERT hingewiesen hat, rascher entstehen, als man sich wohl meist vorstellt, denn sie haften der Wand fast gar nicht an (s. oben S. 56). Bei Obduktionen gefundene derartige Thrombenstücke können in der Agone bei schon erlahmendem Kreislauf zustande gekommen sein. Postmortale Gerinnsel schließen sich oft daran und müssen sorgfältig abgegrenzt werden. In anderen

Fällen, wo sich leicht abreißbare rote Ausgüsse an ältere festere Thromben anschließen, liegt eine rasch erhöhte Fermentwirkung am Ort oder eine gesteigerte Gerinnungsbereitschaft des gesamten Blutes vor. Gerade über diese wichtigen Bedingungen der Bildung eines fortgesetzten Thrombus sind aber unsere Vorstellungen noch lückenhaft. Sicherlich genügt die mechanische Auffassung nicht, daß in einem durch schon bestehenden Thrombus abgesperrten Gefäße lediglich durch Stagnation die Blutsäule zur Gerinnung kommt.

Beobachtungen sprechen dafür, daß ein solcher roter Thrombusteil sich auch nach Losreißen rasch wieder bilden kann. Man findet in Fällen von Lungenembolie, die schubweise verlaufen sind, die Gefäßstrecke, aus denen dem ganzen Verhalten nach der Embolus stammt, mit frischen lockeren Thromben ausgefüllt, ohne eine Abrißstelle. In anderen Fällen allerdings ist der Thrombus so vollständig weggeschleudert, daß nur mit großer Mühe noch das Wurzelgebiet festgestellt werden kann. Da gerade solche Massenembolien mit Ausgüssen von 40—50 cm Länge ohne jede klinischen Vorzeichen einer Thrombose eintreten können, ist daraus die rasche Entstehung solcher gewaltigen Pfröpfe zu entnehmen.

2. Das Wurzelgebiet der fortschreitenden Thromben.

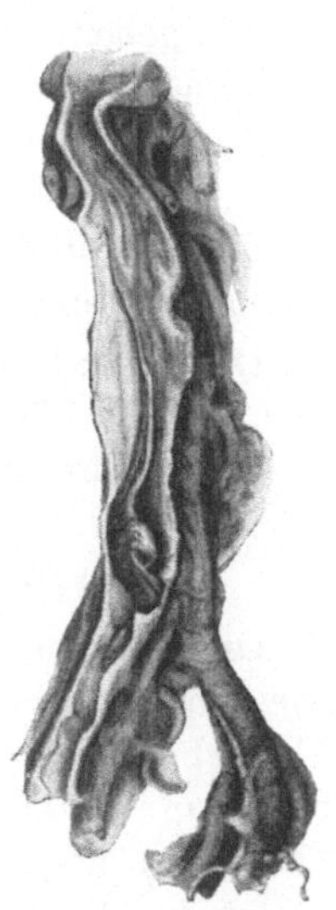

Abb. 21. Fadenförmige Fortsetzung eines Thrombus. Vena poplitea. Granatdurchschuß Unterschenkel. Amputiert 1 **Tag** nach Verwundung.

Bei dieser Betrachtung der gemischten fortschreitenden Thrombosen ergibt sich die Notwendigkeit, zwei Abschnitte ihrer Entstehung zu unterscheiden. Der 1. Abschnitt ist die Bildung eines *örtlichen Thrombus* an einer Gefäßstelle, wo die Bedingungen der Plättchenabscheidung und Leukocytenanlagerung gegeben sind, sei es aus Verhältnissen der Nachbarschaft (Wundgebiet, Infektion), sei es durch besondere Reaktionsbereitschaft des Endothels mit begünstigenden Kreislaufverhältnissen. Der 2. Abschnitt ist *das Fortschreiten* der Pfropfbildung von dieser Stelle in immer weitere Gefäßteile. Wie sich eine Pflanze aus der Wurzel aufbaut bis zum emporstrebenden Stamm, so wächst der Thrombus aus dem Gebiet der ersten Ablagerung bis in die großen Venenstämme hinein. Wir nennen daher die Stelle der 1. Bildung das *Wurzelgebiet*, den Teil, der die großen Gefäße erfüllt, *den Stamm des Thrombus.*

Auf die Unterscheidung dieser beiden Teile hat schon VIRCHOW hingewiesen, sie ist jedoch später nicht genügend auseinander gehalten worden. Es genügt nicht, die Vena femoralis aufzuschneiden und aus der Art und Schichtung des dort liegenden Thrombusteiles sich eine Vorstellung von den formenden Strömungsverhältnissen zu machen, sondern man muß den Thrombus bis zu seiner Wurzel verfolgen, um nicht nur in die Formgestaltung, sondern auch in seine Entstehung einzudringen.

Das Suchen nach dem Wurzelgebiet ist mühsam und nicht immer erfolgreich. Der klinischen Untersuchung wird es vor allem nicht leicht zugänglich sein. Hierfür muß die pathologisch-anatomische Erfahrung Anhalt geben. Aber auch bei der Verfolgung eines Obduktionsbefundes muß man unter ständigem Abwägen des Befundes vom Stamm des Gefäßes zu den Ästen herabsteigen. Dann wird man oft überrascht sein, auf welche Bedingungen die Wurzel des Thrombus führt, und erkennen, daß alle Wirbel- und Wellenbildungen im Hauptstamm der Venen nur eine zweite Rolle spielen.

Die Bedeutung des Wurzelgebietes trat mir besonders bei der Untersuchung der Thrombose nach Kriegsverletzung entgegen, wobei sich folgende Gruppen aufstellen ließen.

a) Wurzelgebiet der Thromben im Wundbereich.

Die einfachsten Beispiele sind Thromben in den Gefäßstümpfen bei *Amputation*. Nach alten Vorstellungen soll in jedem Gefäßstumpf ein Thrombus entstehen bis zum nächst höheren Seitenast, in dem noch Kreislauf besteht. Es bleibt jedoch in $61^0/_0$ der Arterienstümpfe ein Thrombus aus oder auf einen geringfügigen Verschlußpfropf unter 0,3 cm beschränkt. In den Venen sind es $48,7^0/_0$. Bei den Frühamputationen ist der Prozentsatz ein größerer, während bei den Spätamputationen über 7 Tage nach der Verwundung die Thrombosen erheblich zunehmen. Bei den länger als eine Woche nach Spätamputation Verstorbenen erreichen die größeren Thromben der Venen die Zahl von $67,6^0/_0$. Da Spätamputationen stets wegen schwerer bedrohlicher Infektion eines Wundgebietes vorgenommen werden und auch im Stumpf solcher Fälle in der Regel Infektionsprozesse weiter bestehen, so zeigen diese Beobachtungen die Bedeutung infektiöser Einflüsse im Wurzelgebiet der Thromben. Ein Thrombus von 1 cm Länge und darüber findet sich nur bei örtlichen eitrigen Infektionen des Amputationsstumpfes.

Aber auch in der Umgebung anderer Wundgebiete wird nur dann ein Thrombus gefunden, wenn sie infiziert sind, von frischen Phlegmonen und Abscessen bis zu älteren eitrigen Wundhöhlen und nekrotischen Abstoßungen. Die oft bis in die größeren Venen aufsteigenden Pfröpfe sind entweder feste, weiße und gemischte Ausfüllungen ohne Anzeichen einer unmittelbaren Infektion oder zeigen alle Übergänge zur ausgesprochenen Thrombophlebitis.

Das Wurzelgebiet einer Thrombose braucht nicht mit dem hauptsächlichen Wundbereich zusammenzufallen. Die Untersuchung führt manchmal zu einem Seitenast und stößt unvermutet auf einen Absceß oder einen stärkeren Reaktionsherd um einen Geschoßsplitter oder auf eine Blutung, von denen die Einflüsse auf die Beziehung Gefäßwand-Blut ausgingen.

So war z. B. am 13. Tage einer Granatverletzung wegen fortgesetzter Knie-eiterung amputiert worden. Im rechten Unterlappen fand sich ein 4 cm langer Embolus. Am 19. Tage trat der Tod ein. Im Amputationsstumpf enthielt die Arterie einen 2 cm langen Verschlußpfropf, die Vene einen von 8—9 cm Länge, darüber noch einen kleinen klappenständigen Pfropf. Keiner war die Quelle der Embolie. Dagegen bestand am rechten Bein eine kleine Verletzung mit zwei Splittern im Quadriceps. Von dem blutdurchtränkten Muskel ging eine aufsteigende Thrombose in die Vena circumflexa femoris. Ein weißes Thrombenende sah gerade noch in den Hauptstamm der Vena femoralis hinein und paßte genau zu der Abriß-stelle des Lungenembolus.

Frakturstellen des Knochens, sowie osteomyelitische Herde sind häufig derartige Wurzelgebiete. So führte eine geringfügig infizierte Splitterfraktur der Fibula mit langsamem Heilverlauf am 22. Tag zu überraschendem Embolietod. In der Vena tibialis postica saß bis zur Mitte der Wade ein älterer, festhaftender Pfropf, darüber waren die Venen des Oberschenkels frei bis auf ein lose liegendes Thrombenstück mit Klappenabdrücken. Die Lungenarterie war von langen Venen-ausgüssen verstopft, die augenscheinlich das ganze Gefäßgebiet des linken Beines erfüllt hatten.

b) Wurzelgebiet im Bereich von Gewebsnekrosen, besonders von Druckbrand (Decubitus).

Gewebsnekrosen spielen in der experimentellen Erzeugung von Thromben eine Rolle, z. B. in den Versuchen SACKURs der mit Coffein-einspritzung in den Muskel Nekrosen und Thromben erzeugte. Auch die Bedeutung von Resorption aus Blutergüssen (DÜRING) haben wir schon erwähnt. So fanden wir in der Umgebung gequetschten Nieren-gewebes Thromben, die sich bis in den Hauptstamm der Vena renalis fortsetzten. Ausgedehnter war die Thrombose bei Infektion des zer-trümmerten Nierenteiles. Es gehören hierher auch Sinusthrombosen in der Nachbarschaft von Hirnzertrümmerung oder Hirnerweichung (GRUETER).

Eine bemerkenswerte Rolle spielen aber Nekrosen im *Kreuzbein-ansatz des Gluteus*. Derartige Nekrosen entstehen vor allem bei bewußt-losen oder gelähmten Kranken durch Druck auf die Unterlage und Abklemmung der Glutealgefäße in Form eines roten oder weißen Keils. Der weiße Keil entspricht einem anämischen Infarkt infolge Arterien-verschluß, der rote einem hämorrhagischen Infarkt infolge Sperrungs-stase. Dieser Muskelkeil kann ohne Hautveränderung vorhanden sein, aber die Grundlage für einen rasch gegen die Tiefe fortschreitenden *Druckbrand (Decubitus)* bilden (DIETRICH), wobei sowohl von der Haut aus wie metastatisch die Infektion erfolgen kann.

Schon in einem 5 Tage alten Glutealkeil nach Kopfschuß war Thrombenbildung kleiner Venen bis in größere Stämme hinein festzustellen. In einem hämorrhagischen Keil nach Querschnittslähmung ließ sich der Thrombus bis zum Hauptstamm der Vena glutea inf. verfolgen und im Becken ging die Fortsetzung in der Vena hypogastrica weiter.

Auch unter Friedensverhältnissen habe ich wiederholt Thrombose der Vena hypogastrica im Zusammenhang mit einem Wurzelgebiet im Gluteus nachweisen können und davon ausgehende Embolien beobachtet. Aber auch ein Fortschreiten in die Vena femoralis ist vom Glutealansatz möglich. Es kann, wie in einer Beobachtung genau zu verfolgen war, die Thrombose in einen Zweig der Vena comes ischiadica weiterschreiten und durch Anastomose zur Vena circumflexa medialis und femoralis gerade im Schenkeldreieck gelangen. Dieser Ursprung der Thrombosen der Vena femoralis sollte klinisch und pathologisch-anatomisch beachtet werden, wenn sich andere Wurzelgebiete nicht erkennen lassen.

Auch an anderen Körperstellen können Druckschädigungen in gleicher Weise zum Wurzelgebiet von Thromben werden, z. B. konnte Thrombose der Unterschenkelvene von einem Decubitus der Ferse abgeleitet werden. In die gleiche Reihe gehören die Thrombosen in Varicen bei Unterschenkelgeschwür. Bei allen Pfropfbildungen von nekrotischem Gewebe aus bedingen aber infektiöse Einflüsse eine größere Neigung zum Fortschreiten, ohne daß die Thromben selbst eine unmittelbare Bakterienansiedlung erkennen lassen.

An dieser Stelle seien auch *Geschwülste* als Wurzelgebiete erwähnt. In zerfallenen Carcinomen und Sarkomen findet man hyaline oder Plättchenthromben in den kleinen Gefäßen und weiterfortschreitende Thrombosen. Man muß diese einfachen Thrombosen, die aus Geschwulstgebieten aufsteigen, von Geschwulstthromben unterscheiden. Diese entstehen durch Einwachsen von Geschwulstgewebe in das Gefäß und Anlagerung von Thromben an die Tumormassen. Es gibt Bilder, die den Gedanken nahelegen, daß Geschwulstzellen in das thrombotische Material wie in einer Gewebskultur einwachsen und durch die Organisation von der Wand aus ein ernährendes Stroma erhalten. In anderen Fällen wächst das Geschwulstgewebe mit Stroma zusammen in dem Gefäß vor. Über Fernwirkungen von Geschwulstzerfall auf Thrombenentstehung wird später zu sprechen sein (S. 94).

c) Mehrfache Wurzelgebiete.

Für die mehrfache Thrombenbildung im Körper gibt es verschiedene Möglichkeiten:

1. Am einfachsten liegen die Verhältnisse bei mehrfachen Thromben im gleichen Gefäß. Wir sehen besonders *klappenständige Thromben*

oft in größerer Zahl im Verlauf einer Vene. Aus jeder Tasche kann ein kleiner weißer Pfropf vorschauen, von denen der eine oder andere eine fortschreitende Anlagerung erkennen läßt. Derartige Klappenthromben zeigen ein sprunghaftes Fortschreiten von einem Wurzelgebiet an, wobei die Klappentaschen begünstigte Reaktionsorte zwischen Gefäßwand und Blut sind. Es entspricht dies den Versuchen von DIETRICH und SCHRÖDER, wo auch bei sensibilisierten Kaninchen die eingeführten Bakterien an den Klappen zum Haften kamen und zu Fibrinwirbeln führten (s. S. 34). Also wirken drei Faktoren zusammen: der sensibilisierende Einfluß von Resorptionsprozessen, die im Wurzelgebiet selbst, aber auch an anderen Orten gelegen sein können; die Einschwemmung von Material (hauptsächlich infektiös-toxischer Produkte) des Wundgebietes und endlich die Strömungsverhältnisse in der Klappentasche (Wirbel), die Abscheidung und weitere Anlagerung begünstigen.

Als Beispiel diene eine Thrombose nach Infanterieverletzung des Mittelfußes, Amputation im Unterschenkel wegen fortgesetzten hohen Fiebers und Eiterung nach 25 Tagen. Es traten danach Herzgeräusche auf, nach 32 Tagen ein Absceß an der rechten Ferse und nach 42 Tagen Tod unter allgemeinen septischen Erscheinungen.

Bei der Obduktion fanden sich im vernarbenden Amputationsstumpf nur kleine feste Verschlußpfröpfe. Vom Knie bis zum Leistenband steckte jedoch fast in jeder Klappentasche ein flacher, weißer Thrombus ohne weitere Fortsetzung (Abb. 22). Es fanden sich im Bindegewebe des Oberschenkels mehrere kleine, in schwieliges Gewebe eingebettete Abscesse, deren Eiter Streptokokken, Staphylokokken und Stäbchen enthielt. Weiterhin bestand eine Eiterung am rechten Mittelfuß, ein Decubitus am Kreuzbein und ein Absceß der rechten Achselhöhle, aber ohne Thromben der zugehörigen Gefäße. Von inneren Organbefunden ist eine Endokarditis der Mitralis bemerkenswert.

Mikroskopisch waren die Klappenpfröpfe aus Blutplättchen und Leukocyten aufgebaut, die vom Klappengrund aus aufstrebten. In der Tiefe der Tasche hafteten sie an einer Wandstelle mit gequollener Intima und Kernzerfall. In diesem Beispiel ist bereits die örtliche Klappenveränderung anschaulich beschrieben, ohne daß damals die experimentellen Unterlagen für diese Veränderungen bekannt waren.

Wenn schließlich durch weitere Fortsetzung die verschiedenen Klappenpfröpfe miteinander verschmelzen und ein einziger großer gemischter Thrombus entsteht, kann die Erkennung der ursprünglich mehrfachen Anlage sehr schwierig sein.

2. Im gleichen Gefäß können aber auch *aus verschiedenen Wurzelgebieten* Thromben aufsteigen und sich dann im Hauptstamm vereinigen, wie verschiedene Bäche zu einem Fluß. Die Bedeutung des Wurzelgebietes tritt in solchen Fällen besonders anschaulich hervor und es ist zu erkennen, daß die klinischen Anzeichen der thrombotischen Verstopfung des Hauptstammes, z. B. der Vena femoralis leicht zu einer irrigen Vorstellung von der Entstehung der Thrombose führen, wenn nicht die Möglichkeiten der Wurzelgebiete beachtet werden.

Ich führe als Beispiel eine Thrombose an, die in einer Vena femoralis zunächst von dem Wundgebiet eines Amputationsstumpfes ausging, in einem zweiten Teil aber aus der Vena profunda in den Hauptstamm aufstieg. Ein dritter Teil ragte aus der Vena hypogastrica in die Iliaca hinein und ließ sich von einer subakuten Ruhr des unteren Dickdarms mit Infektion des perirectalen Gewebes ableiten.

Der Fall betraf einen 33jährigen Mann mit mehrfachen Granatverletzungen am rechten Bein. Nach 25 Tagen Amputation wegen fortgesetzter Eiterung. Nach 6 Wochen Schmerzen der linken Brustseite, Dämpfung. Weiterhin zunehmender Verfall, bei gleichzeitigem hartnäckigen Darmkatarrh.

Der rechte Oberschenkel war etwa in der Mitte amputiert mit granulierender Stumpffläche. Weiter oben an der Außenseite zwei eiternde Wunden. Die Muskeln des Beines atrophisch, braun, das Zwischengewebe sehr derb. Vor dem Knochen lag im Streckmuskel ein hühnereigroßer Eiterherd, darin ein kleiner Splitter. In der Arterie des Stumpfes ein 1 cm langer Verschlußpfropf, in der Vene ein 10 cm langer,

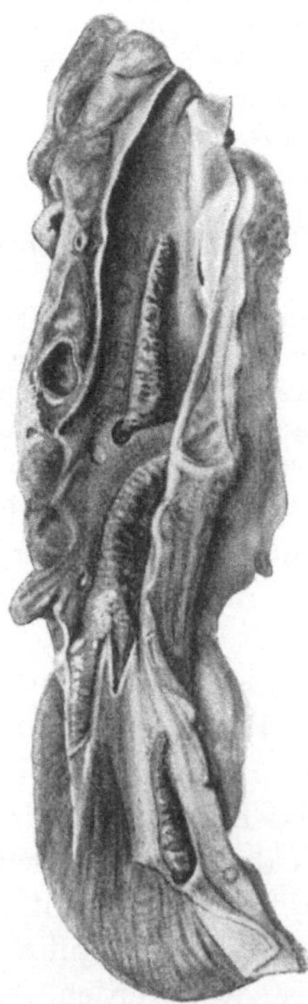

Abb. 22. Mehrfache klappenständige Thromben in Vena femoralis. Granatverletzung. Sepsis 14 Tage.

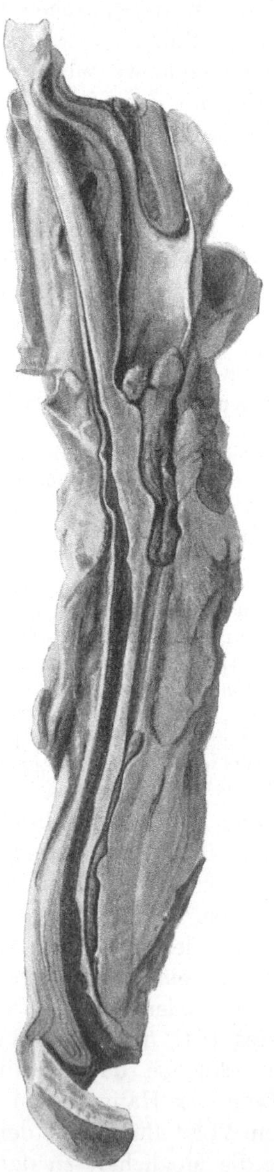

Abb. 23. Thrombose der Vena femoralis und iliaca aus mehrfachen Wundgebieten. Mehrfache Granatverletzungen, Amputation. Chronische Ruhr.

fest verwachsener bräunlicher Pfropf, darüber das Gefäß leer, sehr eng. Aus der Vena profunda heraus tritt ein weicher, grauroter Pfropf, der von der Umgebung des Muskelabscesses her kommt. Er setzt sich bis in die Vena iliaca fort, zum Teil erweicht. Aus der Vena hypogastrica steigt von der Hinterwand des Rectums ein eitrig zerfallener Pfropf auf, der sich in der Vena iliaca, ohne mit dem vorhergehenden zu verschmelzen, bis zum Anfang der Vena cava als grauer Pfropf fortsetzt. Die Wurzel dieses Thrombus führt auf eine teilweise vereiterte Infiltration des perirectalen Gewebes, die wohl mit einer schweren subakuten verschorfenden Entzündung (Dysenterie) des unteren Dickdarms zusammenhängt (Abb. 23).

Derartige Fälle können auch unter Friedensverhältnissen zur Beobachtung kommen, wie wir erst kürzlich eine ausgedehnte Thrombose sahen, die vom Uterus über die Venen des Parametriums in die Vena hypogastrica und iliaca fortgeschritten war. Zugleich war durch die Vena ovarica eine Thrombose in die Vena cava weitergegangen, andererseits von einem Decubitus über die Vena glutea und Anastomosen zur Vena femoralis.

3. In *getrennten Körpergebieten* können Thromben unabhängig voneinander aus örtlichen Bedingungen entstehen. Hierzu gaben die Kriegsverletzungen mit vielfachen Wunden aller Grade überaus häufig Gelegenheit, wobei noch Amputationen und Unterbindungen besondere Begünstigungen darstellten. Als Regel war hierbei die Erfahrung aufzustellen, daß die örtlichen Faktoren (Wundgröße, Infektion, unmittelbare Gefäßschädigung) maßgebend für Größe und Ausbildung des Thrombus waren. Doch fehlten nicht Beobachtungen mehrfacher Thrombosen, die für die Mitwirkung allgemeiner Einflüsse im Sinne einer besonderen Thrombenneigung oder Thrombenbereitschaft sprachen.

d) Die Fernthrombose.

Dies führt uns zu dem Begriff der *Fernthrombose*. Wir verstehen darunter solche Thrombosen, die ein Aufsteigen aus einem peripheren Wurzelgebiet nicht erkennen lassen, sondern in einem ganz anderen Gefäßabschnitt liegen als irgendein Krankheitsprozeß. Es müssen von einem solchen Herd aus Einflüsse ausgeübt werden, die an entfernter Stelle im Zusammentreffen mit anderen Bedingungen die Pfropfbildung bewirken. Örtliche Begünstigungen können dabei mitwirken, aber auch ganz fehlen. Ein großer Teil der spontanen Thrombosen gehört hierher, die bei irgendeiner Erkrankung, z. B. einem Typhus oder nach einer Operation an anderer Körperstelle, z. B. nach Appendicitis in der linken Vena femoralis ohne Zusammenhang mit irgendeiner Veränderung des gleichen Gefäßgebietes auftreten. Sie ist nach FISCHER-WASELS und TANNENBERG die heimtückische Thromboseform, die der Erklärung große Schwierigkeiten bereitet.

ASCHOFF und seine Anhänger, darunter auch FEHLING, haben in derartigen Fällen auf eine Kreislaufschwäche bei langer Allgemeinerkrankung das Hauptgewicht gelegt, die in den ungünstigen Strömungsverhältnissen der Vena femoralis zuerst zur Geltung kommen muß. Wir haben bereits oben, nach unseren Erfahrungen, diesen Faktor zurückgestellt, da er allein ohne örtliche Bedingungen keine Pfropfbildung hervorruft. FISCHER-WASELS und TANNENBERG glauben durch die Schädigung des Blutes nach Operation, Verletzung und Erkrankung die erhöhte Thrombenbereitschaft an einer solchen Stelle hinreichend erklären zu können. Aber daß wir mit einer solchen Veränderung der Blutbeschaffenheit allein nicht auskommen, vor allem noch keinen Maßstab dafür haben, wurde ebenfalls eingehend auseinandergesetzt. Weder in einer Verschiebung der Eiweißkörper des Blutplasmas, noch in gleichzeitiger Vermehrung der Blutplättchen und Änderung ihrer elektrischen Ladung konnten wir die ausschlaggebende Bedingung, vor allem auch für die typische Lokalisation an den Venenklappen sehen. Die allgemeine Sensibilisierung des Gefäßendothels, ausgelöst durch infektiös-toxische Einwirkungen und Resorptionsleistungen, vermochte uns allein auf einen Weg zum Verständnis zu führen, der mit den Erfahrungen des Experiments übereinstimmt.

Fernthrombosen entstehen dort, wo örtliche Bedingungen, vor allem des Kreislaufs, die veränderten Beziehungen zwischen Gefäßwand und Blut zur Wirkung kommen lassen. Die Wurzel einer Fernthrombose ist also nach unserer Auffassung in einer solchen reaktionsbereiten Stelle des Gefäßsystems, vor allem einer Klappentasche, zu erblicken.

Sahen wir oben, daß Varicen bei infektiösen Einflüssen in ihrem Quellgebiet Sitz und Ausgangspunkt aufsteigender Thromben werden können, so sind sie auch für Fernthrombosen durch die behinderte Blutströmung und Sensibilisierung der Wand eine bevorzugte Stelle. Dafür sei auf das Beispiel S. 49 hingewiesen, wo in einem faustgroßen Varicenpaket ohne örtliche Einflüsse eine aufsteigende Thrombose eingetreten war. Ein großes ulceriertes Magencarcinom oder bronchiektatische Lungenabscesse stellten die Quelle infektiöser Einflüsse dar, die im gestauten Venengebiet die Thrombenbildung auslösten. So sind mir auch Fälle bekannt, wo nach Angina oder Zahnabsceß in lange bestehenden Varicen Thrombose eintrat.

Zu den Fernthrombosen sind endlich ein großer Teil der Pfropfbildungen nach Operationen und Entbindungen zu rechnen, bei denen ein Zusammenhang mit dem Wundgebiet bzw. mit den Beckenorganen nicht ohne weiteres festzustellen ist. So ist bekannt, daß nach Appendicitisoperation eine Thrombose leicht in der linken Oberschenkelvene auftritt, was mit der stärkeren Abflußbehinderung der linken Vena iliaca erklärt wurde (RIEDEL). Bei derartigen Fällen muß aber zunächst ein örtliches Wurzelgebiet ausgeschlossen werden, z. B. von einem Decubitus. Sodann sind die Möglichkeiten einer Sensibilisierung des Endothels und die Auslösung einer Abscheidung an den Klappen oder veränderten Wandstellen zu beachten. Beispiele solcher Wandveränderungen haben wir oben angeführt. Freilich hat man in vielen Fällen keinen Erfolg beim Suchen derartiger Bilder, aber dann muß man sich bewußt sein, daß morphologische Veränderungen nur ein besonders ausgeprägtes Erscheinungsbild veränderter Endothelfunktion darstellen. Es könnte eine solche auch bei cellulär nicht sichtbaren Störungen vorhanden sein. Wir haben oben dargelegt, daß wir hier noch im Anfang unserer Vorstellungen stehen. Sie sind aber nicht weniger begründet, als die von B. FISCHER-WASELS als hinreichend angesehene Schädigung des Blutes, für die meßbare Kriterien fehlen.

Abgesehen von der vorwiegenden Lokalisation derartiger Fernthrombosen in den Venen des Oberschenkels oder Beckens sind noch die Sinusthrombosen anzuführen. Auch bei ihnen haben wir die Fälle zu unterscheiden, die ihr Wurzelgebiet in Hirnveränderungen haben, ganz abgesehen von den Thrombosen bei Nebenhöhlenerkrankungen, andererseits solche Thrombosen, in denen die Wand des Sinus selbst die ersten Abscheidungen an veränderten Endothelien erkennen läßt (GRUETER). Solche Thrombosen kommen bei Infektionskrankheiten der Kinder, aber auch bei puerperaler Infektion vor.

IV. Folgen und Ausgänge der Thrombose.

A. Thrombose als Krankheit.

Die Beurteilung einer Thrombose ist bedingt durch ihr Verhältnis zum gesamten Körper. Sie wird zur *Krankheit,* d. h. zu einer Störung der Lebensvorgänge und Gefährdung des Körpers, im ganzen nur in der Form der fortschreitenden Thrombose.

Der *örtliche* Thrombus an einer Unterbindungsstelle oder Gefäßverletzung, auch im Grunde eines Zerfallherdes, z. B. in einem Magengeschwür, erscheint als etwas Günstiges, das den Abschluß verstärkt und Blutung verhindert. Der Begriff des *„Zweckmäßigen"* wird allerdings sehr in Frage gestellt durch einen örtlichen Thrombus an einer Gefäßnaht, die dadurch erfolglos bleibt. Günstig ist der örtliche Thrombus in einem Varixgebiet, das durch Organisation zur Verödung kommt. Die Erzeugung einer solchen örtlichen Thrombose durch Endothelschädigung und Ausfällung im Blut (Kochsalzinjektion, LINSER) hat dieses Ziel. Auch die Ausfüllung von Aortenaneurysmen durch lamelläre Thromben kann die Durchbruchsgefahr vermindern, erfahrungsgemäß allerdings nicht aufhalten. Zur Schädigung wird auch ein einfacher örtlicher Pfropf in engen Gefäßen lebenswichtiger Gebiete, z. B. in der Carotis interna auch bei leichter Intimaverletzung. Ein kleines losgelöstes Stück kann zur tödlichen Hirnerweichung führen, wodurch etwa $50^0/_0$ aller Carotisunterbindungen gefährdet sind. Ebenso gibt ein kleiner Thrombus in geringgradig arteriosklerotischen Kranzgefäßen die Veranlassung zur Herzmuskelerweichung (Myomalacia cordis).

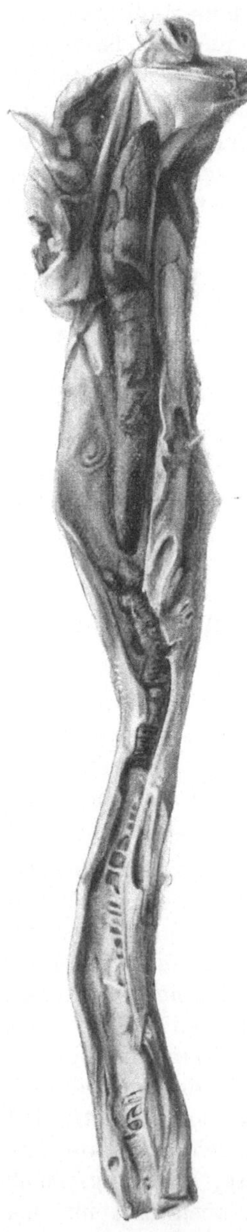

Abb. 24.
Chronische Thrombopathie.
Vena popliteus organisiert,
darüber älterer Thrombus in
Organisation. Oben in Vena
femoralis gemischter Thrombus. Lungenembolie durch
das abgerissene rote
Endstück.

Bei Thromben auf infektiöser Grundlage, sei es in örtlich infiziertem Gebiet, sei es bei Fernthrombose, bedeutet ein rein örtlicher Pfropf ebenso wie in den Versuchen von DIETRICH und SCHROEDER einen Reaktionserfolg, indem an reaktionsbereiter Gefäßstelle Keime zum Haften kommen und der Resorption verfallen. Fortschreitende Thrombose zeigt dagegen ein Weiterwirken der Reaktion an, also verminderten Reaktionserfolg, auch wenn der Thrombus selbst ein blander ist, d. h. wenn die Keime nicht im Thrombus selbst zum Wuchern kommen oder sekundäre Veränderungen herbeiführen. Diese Form der fortschreitenden Thrombose ist in Parallele zu setzen zu der verrukösen Endokarditis. Denn auch diese entsteht nach meiner Auffassung aus einer Reaktion der sensibilisierten Klappenendothelien mit haftenden Keimen, die eingeschlossen werden und untergehen (S. 31).

Die *fortschreitende Thrombose* ist durch die weitergreifende örtliche Behinderung des Kreislaufs eine Gefahr, vor allem aber durch das Losreißen und Verschleppen, die *Embolie.* Noch mehr tritt der Charakter einer Krankheit aber bei dem fortschreitenden Thrombenleiden, *der chronischen Thrombopathie* (ASCHOFF) hervor, bei dem Thromben auftreten und organisiert werden, aber körperwärts neue Schübe ansetzen, bis ein letztes frisches Stück zur tödlichen Embolie führt (Abb. 24). Sie würde vergleichsweise der rezidivierenden Endokarditis entsprechen. Phasenförmige Schwankungen der Reaktionsbereitschaft, aber auch fortwirkende Schädlichkeiten örtlich oder von anderen Herden aus bilden die Grundlage, deren Kenntnis noch lückenhaft und deren Verfolgung im Einzelfall sehr erwünscht ist.

Die Thrombose auf *entzündeter Gefäßwand (Thrombophlebitis* oder *Thromboarteritis)* bildet ein weiteres Glied. Die von VIRCHOW in den Vordergrund gestellte Möglichkeit, daß erst ein einfacher Thrombus ohne Wandveränderung besteht und sekundär eine Entzündung ausgelöst wird, spielt nach meinen Kriegserfahrungen und auch Friedensbeobachtungen eine geringere Rolle. Es kann ein einfach thrombosiertes Gefäß, z. B. in einem Amputationsstumpf von fortschreitender Eiterung des Wundgebietes erreicht und von außen her infiziert werden mit Zerstörung der Wand und des Thrombus. Es kann auch vom Blut aus die sekundäre Infektion eines Thrombus erfolgen. Hauptsächlich aber wird eine sekundäre Wandinfektion erst durch einen infizierten Embolus bewirkt, der in einem Gefäß stecken bleibt. Die sekundäre Infektion eines thrombosierten Gefäßes ist in einem Amputationsstumpf für das Auftreten einer Nachblutung bedeutungsvoll. Das unterbundene Arterienende zerfällt zundrig im vereiterten Wundgebiet. Der kleine Verschlußpfropf wird vorgebuchtet, bis er ebenfalls zerfällt oder von dem Blutstrom durchbrochen wird. In anderen Fällen wird mit gleichzeitiger eitriger Durchsetzung der Gefäßwand ein Thrombus gleichsam ausgenagt, wobei Kokkenhaufen und Leukocyten miteinander vordringen.

Nach allen Ergebnissen der experimentellen Forschung und Untersuchung menschlicher Thromben kann aber kein Zweifel sein, daß ein Thrombus mit entzündlicher Wandveränderung hauptsächlich durch primäre infektiöse Einwirkung zustande kommt. Hierbei ist es möglich, daß die Infektion wie in den Versuchen von BARDELEBEN von außen an die Gefäßwand herantritt und sie durchdringt. Den Weg können Vasa vasorum bilden, auch kleine Venen von benachbarten Teilen. So konnte ich die Infektion einer Vena iliaca von einem angrenzenden, durch Streptokokken infizierten Lymphknoten verfolgen. Ebenso geht die infektiöse Sinusthrombose nach Otitis unmittelbar von der Nachbarschaft aus oder wird von kleinen Venen des Mittelohrs fortgeleitet (ESCH).

Aber im Blute kreisende Keime können an bereiter Stelle haften bleiben, jedoch die Oberhand gewinnen. Dann zeigt die *Thrombophlebitis* den Mißerfolg der Reaktion an, wenn sie mit stärkeren Erscheinungen und Schädigungen einhergeht. Diese bestehen in Leukocytendurchsetzung der Wand und Einwanderung in den aus den Blutbestandteilen abgeschiedenen Thrombus. Weiter kommt es zur eitrigen Einschmelzung. Über Leukocyteneinwanderung aus der Venenwand wird meist in der Darstellung der Thrombose hinweggegangen. Sie findet sich jedoch an der ersten Bildungsstelle, dem Wurzelgebiet des Thrombus, sehr früh, auch ohne daß man schon von Thrombophlebitis sprechen kann. Bei dieser sind es über größere Gefäßstrecken ausgedehnte Leukocyteninfiltrate. Sie tritt auch nicht, wie es z. B. BAUMGARTEN darstellt, erst ein, wenn durch Bakterientätigkeit der Thrombus eiterähnlich (puriform) eingeschmolzen ist. Vielmehr findet man schon erhebliche Leukocytenmassen in der Wand und im Thrombus, ehe Einschmelzung erkennbar ist. Man beobachtet aber auch eine fibrinöse Exsudation aus der Gefäßwand, durch die der ursprüngliche Thrombus abgelöst wird (Abb. 25).

Die letzte Sprosse der Stufenleiter wird von der reinen *eitrigen Phlebitis* dargestellt, bei der die überwiegende entzündliche Exsudation keine Thrombose zustande kommen läßt. Da hierbei zugleich die Keime schrankenlos in den Kreislauf kommen, stellt sie den vollständigen Mißerfolg der Körperreaktion dar.

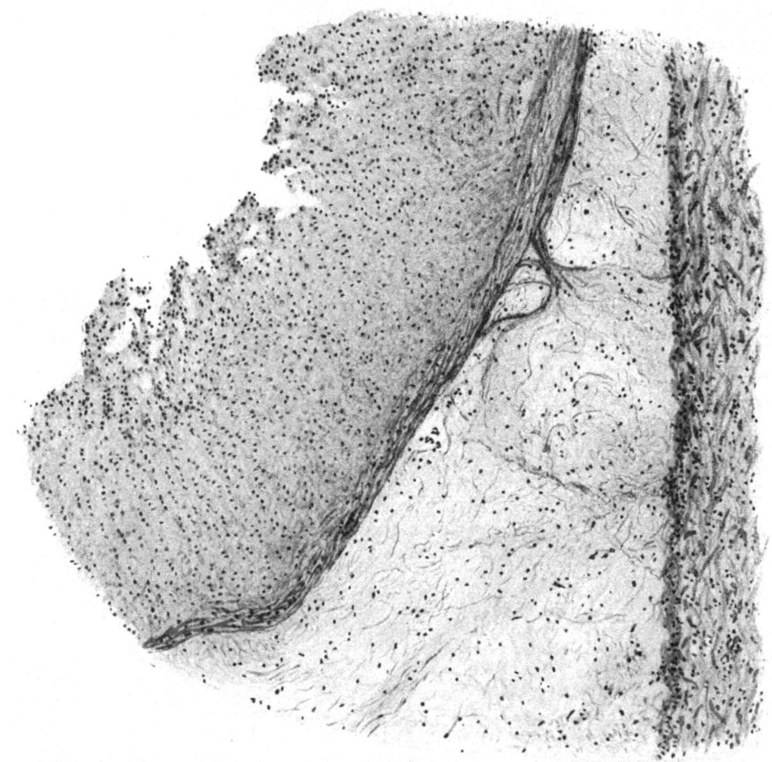

Abb. 25. Thrombophlebitis, Vena femoralis. Abhebung des Thrombus von der Wand durch Exsudat. Granatverletzung. Amputation. Gestorben 39 Tage nach Verwundung.

Alle diese Prozesse gehen also Hand in Hand, eine scharfe Abgrenzung ist nicht möglich. So kommt es, daß eine Thrombose das Bild der einfachen gemischten Pfropfbildung darbietet, aber doch mikroskopisch eine unerwartet starke entzündliche Wandreaktion zeigt. Auch kann eine aufsteigende Thrombose in eitrige Einschmelzung übergehen, nicht durch neu hinzutretende Infektion, sondern lediglich dadurch, daß die Keimhaftung, die zur Thrombose führte, nach anfänglichem Reaktionserfolg zu weiterer Entfaltung gelangte.

So erklären sich die häufigen Bilder einer eitrigen Thrombophlebitis in den älteren Teilen einer aufsteigenden Thrombopathie, sei es in einem Wundgebiet oder auch bei puerperaler Infektion, während körperwärts ein Abschluß durch gemischten festen Pfropf gebildet wird. Andererseits können lang bestehende, zum Teil bereits organisierte Thrombosen dadurch überraschen, daß sie in ihren jüngeren Teilen in eitrige Einschmelzung übergehen und zu metastasierender Sepsis führen. Ich habe derartige Fälle nach Kriegsverletzungen gesehen, aber auch nach Puerperium, wo geringfügige fieberhafte Erkrankung in der ersten Zeit abgeklungen schien und sich nach Wochen, sogar nach Monaten von einer eitrig eingeschmolzenen Thrombose der Vena ovarica oder hypogastrica eine Sepsis herausbildete.

Wenn diese Darlegungen darauf hinausgehen, zu zeigen, wie sich alle Erscheinungen von dem einfachen örtlichen Thrombus über die fortschreitende Thrombose bis zur Thrombophlebitis und Phlebitis in eine fortlaufende Reihe bringen lassen, die sich aus den verschiedenen Beziehungen zwischen Gefäßwand und Blut mit hinzutretenden Kreislaufbedingungen ergibt, und scharfe Abgrenzungen nicht gezogen werden können, so möchte ich doch davor warnen, nunmehr die Begriffe durcheinander zu werfen. Vielfach trifft man in klinischen Berichten, vor allem in Gutachten die Bezeichnung Thrombophlebitis, wo sicher nur eine einfache Thrombose vorlag, und darauf falsche Vorstellungen über Krankheitsbeziehungen aufgebaut. Wir dürfen nicht zu der allbeherrschenden Phlebitis CRUVEILLHIERs zurückkehren, die VIRCHOW mit Erfolg bekämpft hat, wie uns andererseits die mechanischen Vorstellungen vom Wesen der Thrombose nicht genügen konnten. Keine Einseitigkeit und dogmatische Trennung, sondern Eindringen in die Zusammenhänge führt zum Verständnis.

Die klinische Untersuchung hat ebenso wie die pathologisch-anatomische Nachprüfung die Aufgabe, in jedem Fall aus den örtlichen und allgemeinen Verhältnissen einer Pfropfbildung zu einem Urteil zu kommen und sie einzuordnen in die Gruppen:

    a) des örtlichen Thrombus,
    b) der fortschreitenden Thrombose,
    c) der schubweisen Thrombopathie,
    d) der Thrombophlebitis.

Die ärztliche Bewertung und die Grenze für die Thrombose als Krankheit wird sich hierbei durch kritisches Abwägen der Beziehungen zum ganzen Körper ergeben.

B. Die Organisation des Thrombus.

Wir haben im vorangehenden Abschnitt als Ausgang eines Thrombus die eitrige Einschmelzung bei der Thrombophlebitis beschrieben. Sie muß, wie noch nachgetragen sei, von der *einfachen Erweichung* unterschieden werden. Diese tritt ohne Mitwirkung von eingeschlossenen Keimen und eingewanderten Leukocyten durch autolytischen Zerfall ein. Daß hierbei abbauende Fermente der Blutplättchen und eingeschlossener Leukocyten tätig sind, ist selbstverständlich.

Kleine örtliche Pfröpfe können durch einfache Erweichung und Fortschwemmen der Zerfallsmassen verschwinden. In größeren entstehen Höhlen, die mit trüber, flockiger Flüssigkeit erfüllt sind. Am anschaulichsten ist dies bei den parietalen Herzthromben, die pilzförmig aus den Trabekelbuchten hervorschauen und früher als Herzpolypen bezeichnet wurden oder als *globulöse Vegetationen Laënnec*. Durch autolytischen Zerfall im Innern und erneute Abscheidung außen (RIBBERT) werden sie zu Hohlgebilden, die früher zu Unrecht Eiterbälge benannt wurden, da sie nur Trümmer, keine Leukocyten enthalten.

Der häufigste Ausgang der Thrombose ist jedoch die *gewebliche Durchsetzung, die Organisation*.

Die Auffassung dieses Vorgangs als einer Bindegewebsneubildung aus den Blutzellen des Thrombus selbst, die früher viel umstritten war, braucht heute nicht mehr erörtert zu werden. In seinen grundlegenden Arbeiten unterscheidet BAUMGARTEN 2 Arten von Gewebsneubildung: zunächst die Wucherung des Gefäßendothels, die am ausgeschalteten Gefäß auch ohne vorangegangene Gerinnung eintritt, sodann das Einwachsen von Granulationsgewebe.

Die Endothelwucherung führt zu polsterartigen Verdickungen mit einer neuen Endothellage an der Innenfläche, auch mit Bildung von Bindegewebsfibrillen. Endlich kommt es zum Verschluß, wobei aber auch eine freie Lichtung erhalten bleiben kann mit neugeformter Muskelschicht (Arteriom HEUBNERs). Man findet Anzeichen dieser Art des Verschlusses besonders an Amputationsstümpfen, die ohne wesentliche Thrombose zur Heilung kamen (ROSENTHAL). Der Vorgang entspricht einer Endarteriitis obliterans, wie sie z. B. der REYNAUDschen Gangrän, ebenfalls ohne vorangegangene Thrombose, zugrunde liegt. Die Annahme BENEKEs, daß Entspannung der Gefäßwand die Wucherung des Endothels auslöst, sei nur erwähnt, sie wird von BAUMGARTEN nicht als maßgebend anerkannt.

Die zweite Art der Gewebsneubildung ist nach BAUMGARTEN hervorgerufen durch Einsprossen von *Granulationsgewebe* aus den tieferen Schichten der Gefäßwand, vor allem geführt von Gefäßsprossen der Wandgefäße. BAUMGARTEN setzt einen Verlust des Endothels voraus entweder durch Verletzung an einer Unterbindungsstelle oder durch sonstige Schädigung und Abstoßung. Das ist sicherlich nicht unbedingt nötig. Es trifft bei örtlichen Pfröpfen an verletzten oder geätzten Gefäßstellen zu, wie sie früher die experimentelle Grundlage der Organisationsstudien bildeten. Unsere Vorstellung von der Thrombose als einer Reaktion zwischen Gefäßwand und Blut läßt von Anfang an das Gefäßendothel in inniger Beziehung zum Thrombus erscheinen. In der Tat sieht man schon an der Ansatzstelle eines Fibrinplättchen-

wirbels von 24—48 Stunden keine Abgrenzung des aufgelockerten
Endothels mehr, wobei Einwanderung von Leukocyten aus der Wand
und Loslösung sowie Einsprossung von Endothelzellen zu beobachten
ist. Am 3. Tage sind Fibrinknötchen von regelmäßigen Zellreihen durchsetzt und von zartem Zellbelag überzogen (Abb. 6). Ebenso beschreibt
SIEGMUND für seine homogenen Fibrinthromben bei experimenteller
Infektion sensibilisierter Tiere und beim Menschen rasche Durchwachsung
und Überzug durch Endothel.

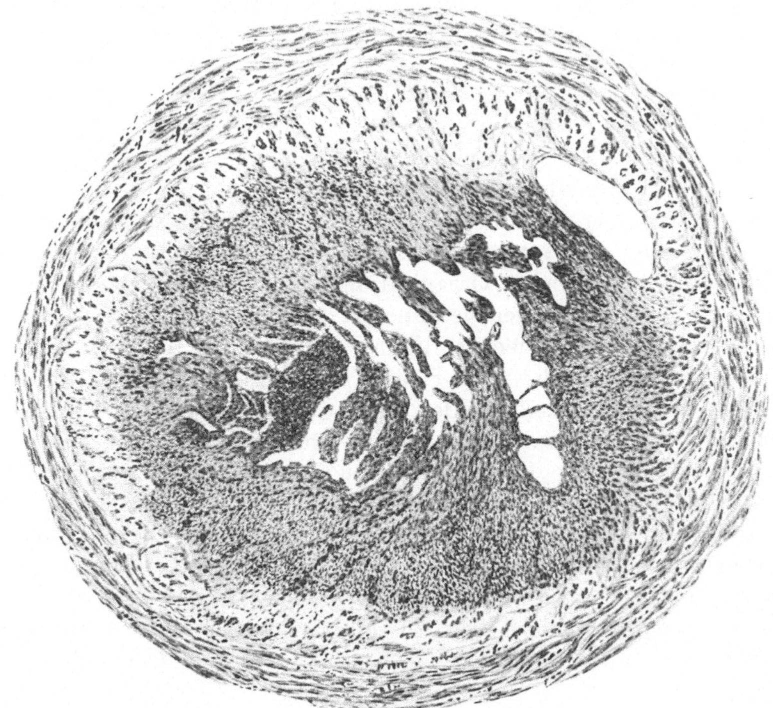

Abb. 26. Organisation eines Thrombus der Vena saphena. Zahlreiche Restkanäle neben
Vascularisation.

Die viel umstrittene bindegewebsbildende Fähigkeit des Gefäßendothels (BAUMGARTEN) ist heute auch durch die Gewebskultur zu
erweisen (SILBERBERG, G. HERZOG und SCHOPPER). Die in Kultur
eines Gefäßstücks aussprießenden und die Lichtung erfüllenden Endothelzellen geben mit ihrem Übergang in fibrillenbildende Fibroblasten ganz
gleiche Bilder, wie wir sie bei der Organisation des Thrombus beobachten. Offenbar dient das thrombotische Material den einsprossenden
Zellen als Nährboden wie das Plasma der Kultur. Wo Spalten und
Lücken vorhanden sind, kommt die oberflächenbildende Fähigkeit des
Endothels wieder zum Vorschein und so kommt es zur Umgrenzung der
Restlücken und Restkanäle (Abb. 26).

Wir kommen hiermit zu einem viel erörterten Punkt: der Gefäßversorgung *(Vascularisation)* und der Wiederdurchgängigkeit *(Rekanalisation)* des Thrombus.

Der Endotheldurchwachsung folgen Gefäßsprossen, die mit Wandgefäßen im Zusammenhang stehen. Es soll hierbei nicht untersucht werden, ob diese Gefäßsprossen erst nach dem Vorwachsen der Vasa vasorum bis zur Intima eindringen oder ob Endothelsprossen sich mit Wandgefäßen verbinden können. Die Gefäße bilden wie im Granulationsgewebe Maschen, in denen sich Resorptionszellen (Leukocyten Histiocyten) ansammeln und Lipoidtröpfchen, sowie Blutpigment speichern, während Fibroblasten die bindegewebige Umwandlung vollziehen. Immer bilden die Gefäße nach BAUMGARTEN ein geschlossenes Netz, das mit der Lichtung des thrombosierten Gefäßes keine Verbindung eingeht. Mit fortschreitender narbiger Umwandlung des Füllgewebes bilden sich diese Gefäße zurück.

Anders verhalten sich die *Restlücken.* Kein frischer Thrombus liegt allseitig so innig der Gefäßwand an, daß nicht ein Spalt übrig bleibt, der sich bei beginnender Organisation mit Endothel überzieht. Es kommt die Retraktion der geronnenen Massen hinzu, die ebenso wie im Reagensglas anzunehmen ist. Ebenso gibt es mitten im Pfropf Lücken mit flüssigen Blutresten. Ferner hat VIRCHOW schon auf Aushöhlungen des frischen Thrombus durch den Blutstrom hingewiesen, die zu einer „sinuösen Degeneration“ (ROKITANSKY) führen. Auch diese werden von Endothel überkleidet. Spalten und Lücken vergrößern sich mit fortschreitender Resorption des Thrombus und Schrumpfung des Füllgewebes und stellen so eine Verbindung der vor und hinter dem Thrombus freigebliebenen Gefäßstrecke her. Auf dem Querschnitt eines organisierten Thrombus ist es oft nicht leicht, solche Restlücken von etwas weiten eingesproßten Gefäßen zu unterscheiden. Doch müssen wir BAUMGARTEN in der grundsätzlichen Unterscheidung beider Vorgänge folgen.

Das Endergebnis ist manchmal die siebartige Durchlöcherung des verschlossenen Gefäßteils (kavernöse Umwandlung), wie sie z. B. an der Pfortader (JORES, VERSÉ u. a.) beschrieben ist. Meist aber geht die Schrumpfung so weit, daß von dem organisierten Thrombus nur Brücken und Bänder übrig bleiben, die in mannigfaltiger Verbindung mit der Wand das Gefäß durchziehen. An kleinen Gefäßen kann der narbige Verschluß aber auch ein vollständiger und dauernder sein.

Aus der Darstellung ergibt sich die Antwort auf die Frage nach dem *zeitlichen Verhalten* der Organisationsvorgänge. Dies ist für die Beurteilung des Alters einer Thrombose wichtig, z. B. in Gutachten, andererseits aber auch für die klinische Beurteilung der Gefahrzeit einer Thrombose. Gewöhnlich begegnet man der Vorstellung, daß eine Organisation erst nach geraumer Zeit beginnt, nach 8 oder 14 Tagen. Lose haftende Thromben ohne irgendwelche Zeichen von Resorption oder Durchwachsung werden als wochenalt angesehen. Demgegenüber sind im Wurzelgebiet eines Thrombus innige Beziehungen zwischen Gefäßwand und Thrombus von Anbeginn anzunehmen und das Einsprossen von Endothel ebenso wie im Versuch mit dem 2. bis 4. Tag vorauszusetzen. Lockere Pfropfteile, die gar keinen Zusammenhang mit der Wand haben, müssen demnach jünger sein als 4 Tage. Dem widerspricht auch nicht die erhebliche Länge solcher Venenausgüsse, denn über die Schnelligkeit des Fortschreitens solcher Thromben fehlen uns noch sichere Vorstellungen. Vom 3. bis 4. Tag kann man schon das Haften eines Thrombus an der Wand feststellen und im mikroskopischen Präparat die Anfänge der Organisation wahrnehmen.

Experimentelle Thromben der oben näher besprochenen Versuchsreihen habe ich nach 12 Tagen vollständig organisiert gefunden. Nach Kriegsverletzungen waren lange Venenstrecken mit roten Thromben in 3 Wochen von Gefäß- und Bindegewebssprossen durchzogen und von Restlücken ganz kanalisiert.

Man findet kaum einen Thrombus, der nicht in seinem Wurzelgebiet, sofern man dieses festzustellen vermag, in einem kleinen Gefäß oder in einer Klappentasche Organisationsanfänge darbietet. Anders ist es natürlich im Bereich der Fortsetzung, z. B. im Hauptstamm der Vena femoralis. Hier hängt von der Art der Fortsetzung, ob an der Wand fortschreitend oder in der Lichtung ansetzend, die Verbindung mit der Wand ab. Lockere Gerinnungsthromben haften später und weniger fest an als wandständige Abscheidungspfröpfe. Somit muß auch die Beurteilung von Organisationsvorgängen und ein Rückschluß auf das Alter einer Thrombose das gesamte Verhalten, vor allem auch des Wurzelgebiets beachten und nicht von einer beliebigen Strecke ausgehen.

Eine letzte Veränderung von kleinen Thromben sei noch kurz erwähnt, die Bildung von *Venensteinen (Phlebolithen)*. Übereinstimmend mit RIBBERT erkläre ich ihre Bildung durch Organisation kleiner Pfröpfe, die aber nicht zur vollständigen Resorption führt, sondern mit Kalkablagerung in dem zerfallenen Material verbunden ist. In den Venen des Beckens finden sich derartige Perlen oft in größerer Zahl.

C. Die Embolie.

1. Zustandekommen der Lungenembolie.

Die Lehre von der Verschleppung losgelöster Thromben durch den Blutstrom geht in ihren wesentlichen Grundzügen auf die ersten Arbeiten VIRCHOWS zurück. Die von ihm entworfenen Vorstellungen von den mechanischen Bedingungen des Hineinschleuderns und Steckenbleibens, der *Embolie,* aus den Körpervenen in den Lungenkreislauf, aus dem linken Herzen und den großen Körperarterien in die peripheren Körpergefäße, sowie ihre experimentelle Begründung haben heute noch Geltung. Neue Versuche haben den Vorgang der Embolie auf dem Röntgenschirm verfolgt (FRANCK und ALWENS, MARTIN), auch eine kinematographische Darstellung gebracht (NAEGELE). Doch haben sie nur alte Vorstellungen befestigen können.

Das Losreißen und Forttreiben kleiner Zusammenballungen von Blutplättchen und Leukocyten, die sich in kleinen Gefäßen ansetzen, kann man leicht unter dem Mikroskop verfolgen, z. B. im Mesenterium des Frosches oder Kaninchens. Das haben schon ZAHN, EBERTH und SCHIMMELBUSCH gesehen, wir finden es von RICKER und TANNENBERG beschrieben. Es ist kein Zweifel, daß kleine Plättchenthromben an irgendeiner geschädigten Wandstelle im Beginn immer wieder abgespült werden, wenn die Blutströmung kräftig genug ist. So kommt es ohne Kreislaufstörung nur zu den geringfügigen Wandbelägen an Verletzungsstellen. Aber diese kleinen lockeren Pfröpfchen werden im Blutstrom wieder zersplittert; kleine Reste, die etwa in Capillaren hängen bleiben, sind bedeutungslos. Anders ist es mit ausgebreiteten Zusammenballungen und Ausfällungen im strömenden Blut, wie sie KUSAMA beschrieben hat, wie wir sie auch als Trümmerpfröpfe (spodogene Thromben, z. B. nach Verbrennung, nach Hämolyse, bei Transfusion u. a. erwähnt haben. Hierbei können ausgedehnte *Capillarverstopfungen* in der Lunge vorkommen, die aber auch nur selten zu ernsten Erscheinungen führen (vgl. Fall KUCZYNSKI, S. 7).

Die Verschleppung größerer örtlicher Thromben hängt von der Festigkeit ihrer Verbindung mit der Wand ab. Da nach unseren Vorstellungen die Thromben in ihrem Wurzelgebiet überwiegend aus dem Zusammenwirken von Gefäßwand und Blut an bestimmter Stelle entstehen, setzen wir, wie auch der Tierversuch zeigt, von Anfang an eine innigere Verbindung zwischen Thrombus und Wand voraus, als sie nach der Vorstellung einer einfachen Abscheidung aus dem verlangsamten Blutstrom denkbar ist. Das rasche Eintreten von Organisationsvorgängen vermindert die Gefahr des Losreißens mehr und mehr. So beobachtet man in der Tat selten die Verschleppung von reinen örtlichen Thromben und dadurch bedingte bedeutungsvollere Gefäßverstopfungen. Hinzu kommt in den kleinen Venen der geringere Blutdruck, der durch die Capillaren fortwirkt und die Umlenkung der Strömung durch kollaterale Gefäßgebiete. Im arteriellen Teil des großen Kreislaufs sind die Verhältnisse ungünstiger. Verhältnismäßig häufig habe ich, wie schon erwähnt, bei Verletzung oder Unterbindung der Carotis die Verschleppung kleiner örtlicher Pfropfteile in die Art. cerebri med. mit folgender Hirnerweichung gesehen. Aber auch aus dem linken Herzen werden Thromben, die an den Klappen, im Herzohr oder an der Wand haften, leicht in Organarterien, besonders von Milz, Niere, Mesenterium oder auch Gehirn fortgerissen.

Der Hergang einer Embolie ist rein mechanisch bedingt und von den Strömungsverhältnissen abhängig. Die angeführten Beobachtungen im Tierversuch bei Einführung von Pasten, die für Röntgenstrahlen undurchgängig sind, zeigen ein langsames, oft schubweises Eintreten aus einem Gefäßstamm in die Strömung, dann rasches Forttreiben in die Hohlvene, bis vor dem Zwerchfell ein kurzer Halt geboten wird. Oft läßt sich entsprechend den Atembewegungen oder Druckschwankungen im Herzen ein Hin- und Herpendeln und ruckweises Vortreiben sehen. Vom rechten Ventrikel schießt der Embolus in einen Ast der Lungenarterie hinein. Menschliche Emboli lassen ein gleiches Verhalten annehmen. Abgesehen von stückweisem Loßreißen der Thromben ist aber auch nach den Tierbeobachtungen ein Zersplittern der Teilchen in der Strömung möglich.

Die Gefahr der Verschleppung wächst mit der Ausdehnung eines Thrombus; sie ist also hauptsächlich den *großen fortgesetzten Thromben* eigen. Aber hierbei hat schon RIBBERT darauf hingewiesen, daß wir seltener unter den losgerissenen Stücken die gemischten und geschichteten Pfröpfe mit ihrem zierlichen Korallenstockbau finden, als lockere *rote Gefäßausgüsse* mit nur geringer Schichtenbildung.

Wir haben ausgeführt, daß derartige vorwiegend rote Thromben rasch aus erhöhter allgemeiner Reaktionsbereitschaft und zusammenwirkenden örtlichen Bedingungen entstehen, keineswegs aus Kreislaufstörungen allein. Wir sehen sie als letzte Fortsetzungen bei chronischer aufsteigender Thrombopathie, aber auch als frische Bildungen in Form der Fernthrombose.

So stellen die jungen Thromben, deren Verbindung mit der Wand gerade aus dem Überwiegen der Gerinnung gegenüber der Abscheidung nur eine sehr lose ist, den Hauptanteil der Embolien dar. Auch nach MÖLLER werden $^4/_5$ aller Embolien von Koagulationsthromben gebildet. Über die Altersbeurteilung derartiger Pfröpfe haben wir bereits gesprochen, auch über die Möglichkeit, daß nach Losreißen eines Embolus in dem begünstigten Venengebiet eine neue rote Pfropfbildung eintritt (S. 59).

Auch nach klinischer Erfahrung besteht die größte Gefahr einer Lungenembolie nach einer Operation in der 1. bis 2. Woche. Nach WERMBTER fallen unter 65 Emboliefällen 12 auf den 1.—5. Tag, 13 auf den 6.—10. Tag, auch PETREN und FEHLING fanden die Mehrzahl der Lungenembolien zwischen 4.—14., bzw. 5.—16. Tag, MAGNUS in der 2. Woche. Selten treten nach irgendwelchen Eingriffen sofort Embolien auf, falls nicht schon vorher Thrombosen bestanden haben, die eine Fortsetzung erfahren konnten. Aber auch bei Spontanthrombosen ist die sprunghafte Bildung einer frischen Fortsetzung, die zur Embolie führt, manchmal auf irgendeine Begünstigung der letzten Zeit zu beziehen. Nach GERLACH sollen außer den jungen Thromben auch alte Pfröpfe mit beginnender Erweichung eine Embolie begünstigen. Ich habe mich davon nicht überzeugen können.

Diese Eigentümlichkeit der Verschleppung frischer, rasch entstandener Pfropfbildungen macht es verständlich, daß der Ursprung einer Embolie oft nicht leicht zu finden ist. Es können große Venenausgüsse abgerissen sein bis auf kleinere ältere Wurzelgebiete, die gesucht werden müssen. In anderen Fällen findet man aber die Abrißstellen in der

Vena femoralis oder hypogastrica genau entsprechend einer gleichen Bruchfläche des Lungenembolus, wie es schon VIRCHOW beschrieben hat. Aber noch eine klinische Eigentümlichkeit wird aus der Verschleppung frischer Thromben verständlich, die *geringen Vorboten,* die einer Embolie vorausgehen. Weder Ödeme, noch sonstige Stauungserscheinungen brauchen bei kurzem Bestand auf eine Thrombose aufmerksam zu machen, wenn plötzlich die Embolie eintritt. Von den langsamer fortschreitenden gemischten Thromben sind besonders die Endteile, die aus einem Venenast in den Hauptstamm hineinragen, zu einem Abreißen geneigt.

Wir haben bei dieser Darstellung schon die Verschleppung aus großen Venengebieten in die Lungen vorangestellt. Die *Lungenembolie* steht weitaus im Vordergrund. Nach GERLACH kommt es in 61—70$^0/_0$ der Venenthrombosen zur Embolie, dagegen nur in 42$^0/_0$ der Herz- und Arterienthromben. Unsere Zusammenstellung ergibt 53,1$^0/_0$ Lungenembolien unter allen Thrombenfällen, dagegen nur 13,6$^0/_0$ arterielle Embolien. Wiederum überwiegen, entsprechend der Verteilung der Thrombosen die Venen der unteren Körperhälfte als Quellgebiet. WERMBTER stellt unter 54 Emboliefällen nach gynäkologischen Operationen und Geburten die Femoralvenen 14mal, die Iliacalvenen 24mal, die Vena ovarica 8mal, Unterschenkelvenen 1mal fest, also zusammen 47mal das Gebiet der unteren Hohlvene. Aber auch bei allgemeinen chirurgischen und internen Erkrankungsfällen sind die Venen des Oberschenkels und Beckens hauptsächlich beteiligt. Die Venen der linken Seite sind nach den meisten Zusammenstellungen bevorzugt, nach FEHLING im Verhältnis von 2 : 1, nach WERMBTER sogar 3 : 1. Unter unseren Zusammenstellungen tritt kein so auffallender Unterschied hervor. Bemerkenswert ist der geringe Anteil der Vena saphena, die so häufig mit Varicen des Unterschenkels zusammenhängt, als Emboliequelle. WERMBTER fand sie, ebenfalls wie MAGNUS, unter seinen Fällen gar nicht beteiligt, nur von HOSEMANN wird eine Embolie aus dem Saphenagebiet angeführt. Zweifellos spielen die tiefen Venen des Oberschenkels eine größere Rolle, in die sich auch von Varicen Thromben fortsetzen, wenn die Weiterleitung des Blutes durch die Vena saphena infolge Organisationsvorgängen gehemmt ist. Aber Thrombosen, die aus der Saphena in die Femoralis fortgeleitet sind, haben wir doch auch als Quelle von Embolie beobachtet (s. a. Abb. 17).

Abgesehen von der Größe der Venen des Oberschenkels und Beckens, die eine mächtige Entwicklung der Thromben ermöglichen, sind die begünstigenden Kreislaufhemmungen gerade für die Ausbildung der Koagulationsthromben, wie oben dargelegt, bedeutungsvoll. Die Saugwirkung in der Vena cava befördert das Losreißen ebenso, wie Druckschwankungen im peripheren Gebiet bei Bewegung, wozu die unmittelbare Massagewirkung der Muskeln auf die Gefäße kommt. MAGNUS macht noch besonders darauf aufmerksam, daß beim Aufstehen die

Venen sich unter dem plötzlich erhöhten Druck der Blutsäule erweitern und so die lose anhaftenden Pfröpfe von der Wand abgehoben werden. Das erklärt den jähen Eintritt der Embolie beim ersten frohen Erheben vom Krankenlager.

2. Die Bewertung der Lungenembolie.

Wir finden in den Zusammenstellungen auch auf Grund von Obduktionsergebnissen sehr verschiedene Zahlen über die Häufigkeit der *tödlichen Lungenembolie* im Verhältnis zu den gesamten Emboliefällen. Auch begegnen wir verschiedenen Vorstellungen über den *Todeshergang* bei Verstopfung der Lungenarterien. In erster Linie unterbricht die Sperre des kleinen Kreislaufs den Blutzufluß zum linken Herzen. Dies führt zu jähem Absinken des Blutdrucks mit seinen Folgen für das Gehirn, die hauptsächlich in rascher Reizung und Lähmung bestehen, aber auch zu Blutleere der Kranzgefäße des Herzens, auf die VIRCHOW bereits Gewicht legte. Sie beeinflußt reflektorisch die Regulation der Herztätigkeit (Herzflimmern). Ferner kommt eine Überdehnung des rechten Ventrikels (PANUM) mit reflektorischer Wirkung auf das Herz hinzu. Zu beachten ist auch, daß lange Thromben den Schluß der Pulmonalklappen verhindern, also ohne vollständigen Abschluß der Arterie die Herztätigkeit schwer beeinträchtigen. Die Ausschaltung der Sauerstoffzufuhr ist wohl weniger bei den plötzlichen, völligen Verstopfungen maßgebend, bei denen die reflektorischen Einwirkungen überwiegen, als bei den teilweisen Ausschaltungen des Lungenkreislaufs und den schubweise zunehmenden Verlegungen. Auch die experimentellen Erfahrungen mit Röntgenaufnahmen bestätigen die vorwiegende Beeinträchtigung des Herzens. So ist die viel erörterte Frage, ob der Embolietod ein Lungen-, Herz- oder Gehirntod ist, im Einzelfall nur unter Berücksichtigung aller Umstände zu beantworten.

Dem verschiedenen Todeshergang entsprechen die wechselnden *klinischen Erscheinungen* des Embolietodes und die Möglichkeiten, ihn zu erkennen. Dem stürmischen Ereignis des plötzlichen Zusammenbrechens stehen Fälle gegenüber, die anfallsweise Verschlimmerungen zeigen bis zu solchen, bei denen der Tod nur unter einem ganz allmählichen Erlöschen der Herz- und Atemtätigkeit eintritt. Unsere Obduktionsbeobachtungen zeigen, daß etwa die Hälfte der tödlichen Lungenembolien unter typischen Erscheinungen verläuft, die andere Hälfte aber der klinischen Beobachtung entgeht. Das ist vor allem wichtig für die Beurteilung der Statistik von Thrombose und Embolie, sofern sie nicht auf Obduktionsergebnisse gestützt ist.

Es ist nicht überflüssig, hier auf die Obduktionstechnik hinzuweisen. Die Erhaltung wichtiger Zusammenhänge vor Abtrennung der Organe ist mir schon lange erster Grundsatz. Daher bleiben Herz und Lungen mit den Halsorganen und großen Gefäßstämmen zusammen und die Verfolgung der Lungenarterien vom rechten Herzen aus läßt unerwartete

Embolien nicht übersehen. Hinzu kommt die regelmäßige Untersuchung der Venen des Beckens und der Oberschenkel. Obduktionsbefunde werden sicherlich auch sehr verschieden bewertet und daraus erklären sich die großen Unterschiede in den Zahlen der Embolietodesfälle, vor allem auch im Verhältnis der tödlichen zu den nicht tödlichen Embolien. Bei den Massenverstopfungen, die den Hauptstamm der Art. pulmonalis, zum Teil auch schon den Conus pulmonalis vom rechten Herzen an ausfüllen, ist ja kein Zweifel. Von fingerlangen Pfröpfen an sind es Ausgüsse mit Klappenabdrücken und Verzweigungen ganzer Venengeflechte von 40—50 cm Länge. Aber selbst solche großen Massen brauchen nicht zu stürmischem Tod zu führen. Es kann erst in mehreren Schüben das ganze lange Thrombenstück durch den gewundenen Weg von der Vena cava zur rechten Kammer hindurchgetrieben und vollends unter Zusammenrollung eingekeilt werden. Wir beobachteten einen Fall, der mit den Erscheinungen einer Tricuspidalinsuffizienz aufgenommen war. Die Erscheinungen verschwanden, aber am folgenden Tage trat der Tod ein. Es fand sich ein großer Embolus im Hauptstamm der Arteria pulmonalis. Offenbar hatte er eine Zeitlang im rechten Vorhof gelegen und den Schluß der Tricuspidalis verhindert. Das Herumwirbeln der Emboli im rechten Herzen, vielleicht schon in der Vena cava mit ihrer pendelnden Blutströmung erklärt auch die seltene Beobachtung von *Knotenbildung.* Nippe hat einen solchen Befund beschrieben. Wir selbst haben kürzlich in 2 Obduktionen kurz nacheinander lange Emboli zusammengerollt in der Arteria pulmonalis gefunden, die fest verschlungene Knoten aufwiesen.

Praktisch wichtig ist die Frage, wie häufig diese großen zusammenhängenden Pfröpfe an der Verstopfung der Lungenarterie beteiligt sind. In unseren Beobachtungen stehen etwa 7 große aufgerollte Ausgüsse 11 Embolien gegenüber, die aus mehreren Bruchstücken in Hauptstamm und Ästen gebildet werden. Die Zertrümmerung der langen Thromben kann im Augenblick des Losreißens von der Gefäßwand bei erheblichen Unterschieden im Zusammenhalt der einzelnen Abschnitte erfolgen oder auch beim Herumwirbeln in der Hohlvene und im rechten Herzen, wie in den Versuchen von Martin. In diesen Fällen können die Bruchstücke gleichzeitig oder rasch hintereinander eingekeilt werden und wie ein Akt wirken. Aber die Bruchstücke können nacheinander lostreiben und in mehr oder weniger langen Zwischenräumen in die Äste und den Stamm der Lungenarterien gelangen. Dann haben wir die *schubweise Embolie,* deren Einzelschübe keine so stürmischen Erscheinungen auszulösen brauchen und so das klinische Bild der Embolie undeutlich ergeben, bis zu dem ganz unerkennbaren langsamen Erliegen der Herz- und Lungentätigkeit. In Wermbters Zusammenstellung sind in 34 Fällen der Hauptstamm der Arteria pulmonalis, zum Teil schon vom rechten Ventrikel aus verstopft, in 58 Fällen die großen Äste, in 4 Fällen führten nur Pfröpfe in kleinen Ästen zum tödlichen Ausgang.

Die *Beurteilung des pathologisch-anatomischen Befundes* einer Lungenembolie muß dieses wechselvolle Verhalten beachten, sowohl was das Verständnis des Todeshergangs als die Bewertung der Embolie als Todesursache überhaupt betrifft. Wir haben auf den ersten Punkt bereits hingewiesen. Ob der Tod durch Sperre des kleinen Kreislaufs mit den reflektorischen Wirkungen auf das Herz erfolgt, wie bei den plötzlichen Massenverstopfungen des Hauptstamms der Pulmonalis, oder durch Ausschaltung der Sauerstoffzufuhr, wie sie bei den allmählichen, schubweisen Verlegungen mehr hervortreten mag, immer bleibt die vollständige oder teilweise Einengung des *Querschnitts des Lungenkreislaufs* für den Ausgang maßgeblich. Die Erfahrung lehrt, daß, gleichgültig durch welche krankhaften Veränderungen, sei es der Atmungsfläche, z. B. durch Pneumonie, oder des Gefäßsystems, $^2/_3$ des Lungengewebes ohne unmittelbare Lebensgefährdung ausgeschaltet werden können. Einbuße von $^3/_4$, also einer Lunge und eines weiteren Lappens, ist die äußerste Grenze der ohne längere Anpassung tragbaren Einschränkung. Ich pflege die tödliche Wirkung einer Lungenembolie nach diesem Maßstab zu beurteilen und finde gute Übereinstimmung mit dem klinischen Verhalten.

Die Beurteilung muß natürlich das sonstige Verhalten der Lungen und des Herzens, sowie auch des gesamten Körpers mitberücksichtigen. Bei Lungenerkrankungen, die bereits Kreislauf und Atmungsfläche einengen, z. B. bei Lungentuberkulose, kann Verstopfung eines Astes der Lungenarterie zum tödlichen Ausgang genügen. Selbst der Verschluß der Arterie eines Unterlappens kann den Ausschlag für ein überraschendes Ende einer langen chronischen Lungenerkrankung geben. Emphysem und chronische Bronchitis sind gerade in der emboliegefährdeten Altersstufe häufig und durch die Behinderung des Lungenkreislaufs bedeutungsvoll, so daß auch unvollkommene Verstopfung zum Verhängnis wird. Von Herzfehlern will ich nur auf die Mitralstenose hinweisen. Aber auch Blutverlust kann, abgesehen von der Blutdrucksenkung, durch mangelnde Sauerstoffversorgung die Folgen einer unvollständigen Embolie verstärken. Kurz, die Beurteilung einer Lungenembolie in ihrer Bedeutung für den Tod darf sich nicht allein nach den grobmechanischen, unmittelbaren Gefäßverlegungen richten, sondern muß die gesamten mitbestimmenden Verhältnisse zu erfassen suchen.

Alle diese Bedingungen des Embolietodes haben durch die *TRENDELENBURGsche Operation* eine praktische Bedeutung erlangt. Mit dauerndem Erfolg ist die Entfernung des Embolus aus der Arteria pulmonalis zuerst von KIRSCHNER ausgeführt worden und seither nur in wenigen weiteren Fällen gelungen. Aber es gilt die Aussichten aus dem pathologisch-anatomischen Verhalten abzuschätzen. Sie hängen von der Wahrscheinlichkeit ab, einen einzelnen zusammenhängenden Embolus im Hauptstamm der Pulmonalis anzutreffen, die nach unseren Beobachtungen im Verhältnis von 7:11 geringer ist als das Vorkommen mehrerer Bruchstücke. Bei schubweisem Losreißen des Thrombus oder bei der von uns erörterten Möglichkeit, daß sich nach Verschleppen eines Pfropfes ein neuer in dem thrombosebereiten Gefäßstamm bildet, kann durch erneute Embolie der Erfolg vereitelt werden. Einen solchen Fall einer Nachembolie habe ich selbst beobachtet. Wichtig ist ferner das schlagartige Einsetzen der Embolie, also vor allem der reflektorischen Erscheinungen, die keinen Zweifel an der Diagnose lassen. Die wesentliche Rolle des reflektorischen Herzstillstandes macht die Möglichkeit der Wiederbelebung der Herztätigkeit nach Aufhebung der Sperre verständlich. Den günstigeren Aussichten solcher Fälle, in denen das völlige Aufhören der Herztätigkeit erst nach längerer Zeit eintritt (s. WERMBTER), steht die Wahrscheinlichkeit gegenüber, daß hierbei mehrfache Bruchstücke eingeschwemmt sind. Die operative Bekämpfung des Embolietodes wird immer ein Glücksfall bleiben.

Es ist oft auffallend, wie lange Zeit von den ersten Erscheinungen der Embolie bis zum Tode verstreichen kann. Darauf hat WERMBTER aufmerksam gemacht. Verstopfung des rechten Herzens und des Hauptstamms der Arteria pulmonalis hat in einem Falle erst nach $^3/_4$ Stunden zum Tode geführt, Verschluß des Hauptstamms in einem Falle nach 4 und 9 Stunden, ebenso Embolien in beiden Ästen vereinzelt nach 2—9 Stunden. Hierbei ist die Möglichkeit einer Wiederbelebung der Herztätigkeit noch nicht berücksichtigt. KAUFMANN erörtert die Möglichkeit, daß sich bei langsamem oder schubweisem Eintreten der Embolie eine ausreichende kollaterale Versorgung der Lungen durch die Bronchialarterien ausbilden könne. Dadurch werden weitere Folgen für die Lungen und den Kreislauf aufgehoben.

Selbst große Pfröpfe brauchen nicht zu den schweren Folgen zu führen, sofern sie die erwähnten Rückwirkungen auf das Herz nicht auslösen und noch dem Blutstrom in der Lungenarterie etwas Raum lassen. An solche Emboli können sich dann neue Thrombenmassen ansetzen und· allmählich doch noch den Verschluß herbeiführen. Man begegnet aber in seltenen Fällen ganz überraschenden Anpassungen. So fand ich bei einer Obduktion die Arteria pulmonalis und das Querstück der beiden Äste auf Vierfingerdicke aufgetrieben. Sie war eingenommen von geschichteten Thromben, die sich um einen viel kleineren Embolus gelegt hatten. RIBBERT hatte schon auf die Unterscheidung der angelagerten Thromben von dem eingeschlossenen Embolus hingewiesen, die oft erst durch die mikroskopische Untersuchung des Aufbaus möglich ist. Bei den kleineren Pfröpfen in einzelnen Ästen der Lungenarterien kommt das Ansetzen frischer Thromben noch mehr in Betracht. Schon von VIRCHOW ist das Bild des *reitenden Embolus* beschrieben, der sich gabelförmig in 2 Äste fortsetzt. Meist kann man leicht den Hauptteil, der vor der Verästelung stecken geblieben ist, an seiner Farbe und Schichtung von den Fortsetzungen, die vorwiegend rote Thromben sind, unterscheiden. Die Abgrenzung der Emboli von angelagerten Leichengerinnseln ist gewöhnlich nicht schwierig.

In der Verteilung der Embolie auf die verschiedenen Lungenabschnitte hat man Gesetzmäßigkeiten gesucht. So fand WERMBTER in 23 Fällen die rechte

Pulmonalarterie mit ihren Verzweigungen von der Embolie befallen gegenüber nur 12 Fällen der linken Seite. Er erklärt dies aus dem spitzeren Winkel, den die linke Pulmonalarterie mit dem Hauptstamm bildet. KRETZ nahm auf Grund von Versuchen mit feinen in das Blut gebrachten Teilchen eine getrennte Stromführung aus oberer und unterer Hohlvene in Ober- und Unterlappen an. Er glaubte auf eine entsprechende Verteilung der Emboli je nach ihrem Ursprungsgebiet schließen zu können. Die Auffassung ist von MARCHAND u. a. bestritten worden. Für größere Emboli sind jedoch die Lichtungsweiten der Pulmonaläste insofern von Bedeutung, daß sie vorwiegend in die unteren und hinteren Äste geraten müssen (HELLY). Auch wir haben uns zwar nicht von einer Regelmäßigkeit der Verteilung überzeugen können, aber von der größeren Häufigkeit der Embolie in die Äste der Unterlappen.

Eine häufige Folge der Embolie kleinerer Äste der Lungenarterie ist der *hämorrhagische Infarkt,* die keilförmige blutige Ausfüllung des Lungengewebes entsprechend dem betroffenen Gefäßbezirk. Doch hat schon VIRCHOW erkannt, daß er nicht von dem Gefäßverschluß allein abhängt, sondern nur bei gleichzeitiger venöser Stauung in der Lunge eintritt. Alle verwickelten Vorstellungen über die Entstehung der Blutung aus einer kollateralen Verbindung mit Bronchialarterien brauchen wir heute nicht mehr. Wenn in einem gestauten Gefäßabschnitt arterieller Verschluß eintritt, muß es zu Blutstockung mit Gefäßerweiterung, zur Stase kommen. Vor völligem Erlöschen der Blutströmung tritt eine prästatische Diapedeseblutung ein. Embolien bei unbehindertem Lungenkreislauf findet man beim Menschen ebenso ohne Folgeerscheinungen wie im Tierversuch, da die Lungengefäße untereinander ein reiches Anastomosennetz haben.

Das *Schicksal verschleppter Thromben* in Lungengefäßen ist dasselbe wie in dem Ursprungsgebiet: Organisation oder infektiöse Erweichung, falls der Embolus einer unmittelbar infizierten Thrombose (Thrombophlebitis) entstammt. Lungenabsceß oder eitrige Demarkation des Infarkts sind die weiteren verhängnisvollen Ausgänge. Die einfache (autolytische) Erweichung führt wohl nur bei ganz kleinen Embolien zum Freiwerden des Gefäßes. Nach NIPPE beginnen die Umwandlungen eines Embolus etwa vom 4. Tage, von dem ab man Blutpigment findet, so daß man das Alter ungefähr abschätzen kann. Voraussetzung ist dabei natürlich, daß ein frischer roter Pfropf zur Verschleppung kam.

3. Embolie in andere Gefäßgebiete.

Auf die Verschleppung in die Verzweigungen des großen Kreislaufs, die *arterielle Embolie,* will ich nur kurz eingehen. Sie erfolgt ganz überwiegend von thrombotischen Auflagerungen der Klappen des linken Herzens, vor allem einer polypösen Endokarditis oder von Thromben des linken Herzohrs und wandständigen Thromben des linken Ventrikels. Auf die Bedeutung der Reaktionslage des Körpers für die Entstehung der Endokarditis haben wir hingewiesen, aber auch für die Vorhofsthromben und wandständigen Thromben gilt das Zusammenwirken allgemeiner und örtlicher Bedingungen, nicht nur eine Erweiterung und Wirbelbildung. Die Zahl der Herzthromben und der damit zusammenhängenden Embolien müßte sonst bei alten Herzfehlern oder muskulärer Insuffizienz viel größer sein. Es kommt hinzu, daß die Auflagerungen der Herzklappen selten großen Umfang erreichen, also nur kleinere Teilchen losgespült werden, die im Blutstrom zersplittern. Die Thromben der Herzwand stehen aber auf Grund ihrer Bildungsweise von Anfang an in innigerer Beziehung zur Wand, so daß sie weniger leicht abreißen. Die lockeren roten Pfröpfe der Venen kommen im Herzen und den Arterien so gut wie nicht vor.

Bevorzugte Bahnen der Verschleppung sind für kleine Treibteilchen die Carotis, besonders der rechten Seite, in der kleine Teilchen aus dem Anfang der Aorta senkrecht bis zur Hirnbasis auftreiben können, ferner die Nierenarterien und Milzarterien, in denen sich am häufigsten bei Endokarditis anämische Keile finden. Embolien der Kranzgefäße und hier besonders des vorderen linken Astes spielen auch eine Rolle als Ursache plötzlichen Herztodes oder einer Herzmuskelerweichung (Myomalacia cordis). Doch muß man in der Beurteilung kleiner Pfröpfe in den Kranzgefäßen vorsichtig sein, da sie auf dem Boden örtlicher Gefäßerkrankung (Coronarsklerose) entstanden sein können. Größere Pfropfteile der linken Herzhälfte führen zu der gar nicht seltenen Embolie der Arteria mesenterica sup. Dann erst kommen der Häufigkeit nach Embolien in die Extremitätenarterien, vor allem der Beine und in die Bauchaorta, wo große Pfröpfe vor der Gabelung stecken bleiben. Ich beobachtete Fälle von rezidivierender Endokarditis (Sepsis lenta), bei denen große Pfröpfe aus dem linken Herzohr polypenartig über die Mitralis herabhingen, so daß das Ende beim Klappenschluß gleichsam abgequetscht werden mußte.

Die *Folgen der Embolie* von Arterien der Organe oder peripheren Körpergebiete hängen von der Gefäßversorgung ab. Bei mechanischer Sperrung einer Arterie können Seitenäste, die vor dem Hindernis abgehen, durch genügende Verbindungen (Anastomosen) mit dem Endgebiet den betroffenen Bezirk versorgen, ebenso Äste anderer Arterienstämme. Es ist jedoch für den ausreichenden Kollateralkreislauf die Erweiterung der Gefäßverbindungen zu beachten, die reflektorisch eintritt. Als *Endarterien* Cohnheims bezeichnen wir heute noch Gefäße, denen solche Verbindungen mit anderen Ästen oder Nachbararterien fehlen, aber sehr viel häufiger ist die mangelhafte kollaterale Blutversorgung durch ungenügende Erweiterungsfähigkeit der Verbindungen, vor allem durch Gefäßerkrankung, z. B. Arteriosklerose (funktionelle Endarterien).

Die Gebiete von Endarterien im Sinne Cohnheims, z. B. Nierenrinde, Milz, Hoden, Gehirn, Netzhaut, unterliegen den Folgen der Gefäßabsperrung in ganzer Ausdehnung. Bei reflektorischer Zusammenziehung des terminalen Gefäßabschnittes (kleine Arterien, Capillaren und kleine Venen) tritt ein Absterben unter Blutleere (anämische Nekrose) ein, die entsprechend der Gefäßausbreitung einen keilförmigen Bezirk bildet (weißer Keil, anämischer Infarkt). Nur bei mechanischer Stauung oder vasoneurotisch bedingter maximaler Erweiterung der terminalen Strombahn kommt es zur Blutanschoppung und Blutung (hämorrhagischer Infarkt). So erfolgt z. B. die Netzhautblutung bei Embolie der Arteria centralis retinae. In anderen

Gebieten wie Milz und Niere säumt nur eine rote Stasezone (Randzone) von wechselnder Breite den weißen Keil ein.

Das Verhalten der funktionellen Endarterien ist vor allem an den Kranzgefäßen des Herzens und der Mesenterialarterie zu beobachten. Abgesehen von einzelnen schon anatomisch nachweisbaren Variationen haben die Kranzarterien reichliche Anastomosen. Sie genügen jedoch nicht bei älteren Leuten, vor allem bei Coronarsklerose, bei der sowohl örtliche Thrombose, wie Embolie von Herzthromben vorkommt. Die Mesenterialgefäße bilden ausgedehnte Gefäßbögen, Verstopfung von Arterienästen sind ohne Folgen, ebenso Verschluß der kleineren Arteria mesenterica inferior (REICH u. a.). Dagegen führt die bei Endokarditis gar nicht seltene Verstopfung der Arteria mesenterica superior zur Ernährungsstörung des Dünndarms von wechselndem Umfang. Zum Teil sieht man nur Verschorfung der Schleimhaut mit kleinen Staseblutungen geringer Ausdehnung, zum Teil hämorrhagische Infarzierung einer Schlinge bis zu meterlangen Abschnitten. Erschwerung im Abfluß des Pfortaderblutes erklärt den Unterschied. Pfortaderthrombose allein kann schon die gleichen Folgen auslösen.

Für die Embolie bei mangelhafter Kollateralversorgung ist also die Nekrose eines kleineren Gewebsbezirkes eigentümlich, als der Verstopfung entspricht. Das ist ganz besonders bei der Embolie von Extremitätenarterien zu beobachten. An den Beinen ist die Arteria poplitea vor ihrer Teilung ein bevorzugter Sitz von Embolien. Die Nekrose (Mumifikation) kann auf den vorderen Teil des Fußes beschränkt bleiben oder bis zur Mitte des Unterschenkels reichen. Verstopfung der Arteria femoralis am Schenkeldreieck kann weitgehend durch den Kollateralkreislauf von der Arteria comes ischiadica ausgeglichen werden. Bemerkenswert ist, daß der Gewebsuntergang an den Extremitäten auch vorwiegend von dunkelroter Füllung der terminalen Gefäße (Stase) nicht von einer Gefäßkontraktion eingeleitet wird. Embolie der Aorta vor der Gabelung führt zu stürmischen Erscheinungen (KONJETZNY, BAUER, HESSE u. a.), Pulslosigkeit, sensible und motorische Lähmung, schließlich Gangrän der Beine, die aber noch nach mehreren Stunden durch operative Entfernung des Embolus aufgehalten werden konnte.

Eine eigene Stellung nimmt das Gehirn ein, dessen Arterien an der Basis kranzförmig verbunden sind (Circulus arteriosus). Trotzdem bleibt bei Erwachsenen vor allem bei älteren Personen auch ohne Gefäßwanderkrankung bei Verschluß der Carotis vor der Hirnbasis ein genügender Ausgleich aus, es tritt Hirnerweichung ein. Vollends Carotisverstopfung an ihrer Teilung, wobei sowohl der Ramus communicans posterior, wie die Arteria cerebri anterior verschlossen werden, schaltet den Blutstrom zu den Stammknoten aus, die von senkrecht aufsteigenden Ästchen versorgt werden. Auch die Rindenarterien stellen Endarterien dar.

Das Schicksal der Emboli selbst und des Gefäßes hängt von der Beschaffenheit der Thromben ab. Nicht infektiöse (blande) Emboli können organisiert werden, infizierte Emboli unterliegen dem Zerfall, wie bereits besprochen. Hierdurch können Wandzerstörungen und Ausbuchtungen (embolische Aneurysmen, EPPINGER) entstehen, die sich im Gehirn, aber auch in anderen Organen bei chronischer Sepsis, vor allem der sog. Sepsis lenta finden. Aber wir fassen heute keineswegs die Bildung dieser Aneurysmen ausschließlich als embolisch bedingt auf. Sie können nach den Vorstellungen von SIEGMUND auch durch Haften von Keimen an reaktionsbereitem Gefäßendothel ohne eigentliche Embolie und durch Wandzerstörung zustande kommen.

So sehen wir die Embolie der Körperarterien von sehr verschiedenartigen Folgen begleitet.

4. Paradoxe und retrograde Embolie.

Das Vorkommen einer gekreuzten Verschleppung oder paradoxen Embolie, d. h. der Verschleppung eines Pfropfes aus dem Venengebiet in den arteriellen Kreislauf gilt als sehr selten. Doch ist die Voraussetzung für dieses Ereignis, ein Offenbleiben der Vorhofsverbindung, des Foramen ovale, nicht ungewöhnlich. ZAHN gab 19,5% an, KLOB stellte sogar in 45% der Obduktionen ein offenes Foramen ovale fest. Es braucht keine breit offene Verbindung zu bestehen, die einen erheblichen Herzfehler bildet, sondern ein überdeckter Spalt, der aber bei Druckänderungen zwischen rechtem und linkem Vorhof den Durchtritt eines Embolus erlaubt. Wir haben, wie es auch sonst im Schrifttum oft erwähnt ist, das Ereignis wiederholt beobachtet, auch solche Fälle, in denen ein Embolus beim Durchtritt durch den Schlitz des Foramen ovale stecken geblieben ist. Ein außergewöhnlich eindrucksvolles Präparat zeigt einen langen Venenausguß, von dem etwa 15 cm im rechten Vorhof aufgerollt liegen und 10 cm in den linken Vorhof und Ventrikel hineinragen. Ein großes abgerissenes Stück war vor der Gabelung der Aorta stecken geblieben, außerdem bestand Hirnembolie und eine massige Lungenembolie. Den Ausgangspunkt bildete eine Thrombopathie der Femoralis.

Das Auftreten arterieller Embolien bei Venenthrombosen im Gefolge von Herzklappenfehlern kann aber durch gleichzeitige Thrombose im linken Herzen bedingt sein. Das ist bei der klinischen Beurteilung scheinbar gekreuzter Embolien zu beachten.

Als eine beliebte Erklärung unklarer Zusammenhänge von Gefäßverstopfungen findet man öfter die Annahme einer *retrograden Embolie* oder rückläufigen Verschleppung. In den Venen der Bauchhöhle können inspiratorische Ansaugung und exspiratorischer Rückstoß Stromschwankungen ergeben, die treibende Teilchen zurückwirbeln. So fand ich einen Pfropf, der offenbar aus der Femoralis stammte, in der linken Nierenvene, zweifellos nur als agonales Ereignis. Auch zurückgetriebene Pfröpfchen in den Lebervenen sind mir bekannt, sowie Leberabscesse, die aus einer derartigen Verschleppung entstanden waren. Als nicht mehr in den Rahmen unserer Abhandlung gehörend erwähne ich kurz die rückläufige Einkeilung einer Revolverkugel in einer Lebervene. Sie war in die Vena jugularis eingedrungen und dann durch das Herz hindurch geradezu in die Leber hineingefallen (NORDMANN). Im allgemeinen kann man LUBARSCH darin folgen, daß ein einwandfreier Fall retrograder Embolie nicht ohne gleichzeitige Erkrankung der Atmungsorgane, durch die Strömungsänderungen in der unteren Hohlvene begünstigt werden, beobachtet ist. Kleinere Teilchen können, wie schon RECKLINGHAUSEN erkannte und vor allem RIBBERT und BENEKE hervorhoben, in den Hohlvenen durch Randströmung zurückgetrieben werden, wenn Stromschwankungen, besonders bei Stauung eintreten. Für größere verstopfende Pfröpfe spielt dieser Vorgang keine Rolle.

Eine wesentliche praktische Bedeutung kommt der rückläufigen Verschleppung nicht zu, vor allem nicht einer solchen in kleine Gefäße der Magen- oder Darmschleimhaut, die man zur Erklärung von Magengeschwüren herangezogen hat. Vollends phantastischen Vorstellungen muß man entgegentreten, wie z. B. BECK auf der Karlsruher Tagung die Ansicht vortrug, daß von einer Sinusthrombose bei Mittelohrentzündung eine retrograde Embolie durch das Herz hindurch bis in die Vena femoralis erfolgt sei.

V. Häufigkeit von Thrombose und Embolie.

Das erschütternde Ereignis des Embolietodes im Genesungsverlauf einer Krankheit, nach einer leicht überstandenen Operation oder nach kaum gestörtem Wochenbett hat wohl hauptsächlich dazu beigetragen, daß die Forschung nach dem Wesen und den Ursachen der Thrombose nicht zur Ruhe kommt. Nach VIRCHOWs grundlegenden Arbeiten standen zunächst die allgemeinen Gesichtspunkte der Thrombenbildung und der Verschleppung im Vordergrund, jedoch fand die klinische Bedeutung mehr und mehr Beachtung, wiederum unter Führung der pathologischen Anatomie, die Aufschluß über die *Häufigkeit der Thrombosen und Embolien* brachte.

Schon VIRCHOW hat bei 10 Schenkelvenenthrombosen 6 Fälle von Embolie beobachtet, aber einen Überblick über die Verbreitung gewann man erst viel später. Es ist kein Zweifel, daß hierzu die Vervollkommnung der Obduktionstechnik beitrug, namentlich aber der allmähliche Übergang von einer Organpathologie zu einer Betrachtung der Zusammen-hänge der Körperveränderungen. Man kann diesen Wandel im Schrifttum schon in den Lehrbüchern aller medizinischen Fächer verfolgen: wir haben ihn selbst mitgemacht, vor allem auch in der Lehre von der Thrombose.

Eine umfassende Zusammenstellung sorgfältig bearbeiteten Materials brachte LUBARSCH (1905). Unter 1932 Obduktionen fand er 584 Thrombosen des rechten Herzens und der Venen, also $30,1^0/_0$, dagegen nur 149 Fälle oder $7,6^0/_0$ Thromben im linken Herzen und in Arterien, insgesamt $37,9^0/_0$ Thromben. Er weist aber schon auf die großen Unterschiede der Statistik hin, je nach dem Grade der Beachtung. Eine gleichzeitige Wiener Zusammenstellung (MANNABERG) hatte $6^0/_0$ Thrombose angegeben. Auch eine klinisch aufgestellte Zahl von $4,6^0/_0$ Venenthrombosen nach Laparotomie (ALBANUS) hält LUBARSCH für viel zu niedrig. Ebenso zeigt eine sorgfältige Bearbeitung der Häufigkeit postoperativer Lungenembolien von PETREN (1913), wie Beachtung und Erkennung der Embolie ständig zugenommen haben.

Ich führe diese Angaben zum Vergleich mit neueren Statistiken an. Man hatte schon Ende des vorigen Jahrhunderts von einer *zunehmenden Häufigkeit der Embolien* (FEHLING) gesprochen, wobei $0,5—1^0/_0$ postoperativer Embolietodesfälle angegeben wurden. Nach dem Kriege hat sich die Aufmerksamkeit der Frage wieder in erhöhtem Maße zugewandt. Von verschiedenen Seiten sind in rascher Folge Mitteilungen über zunehmende Häufigkeit der Todesfälle erschienen, sowohl von Pathologen (Fahr, Höring, Oberndorfer, Maresch, Schleussing) als auch von Internisten (Hegler, Morawitz, Singer, Martin) und Chirurgen (Oehler, Nordmann, Axhausen, Linhardt, Detering, Rost u. a.). Die Zusammenstellungen lassen an verschiedenen Orten und unter verschiedener Zusammensetzung der Krankenanstalten eine weitgehende Übereinstimmung dieser Steigerung erkennen, aber auch aus dem Ausland kommen gleichlautende Berichte (Sanders-Holland, Bodon-Ungarn, Wassiljeff-Rußland). Wir wollen nur einige Zusammenstellungen herausgreifen, die sich auf Obduktionen stützen.

Tabelle 1. Zunahme der Lungenembolien.

		Tödliche Lungenembolie $^0/_0$	Insgesamt $^0/_0$
1. Fahr (Hamburg)	1915—1919	0,1—0,4	—
	1925—1927	2—4	—
2. Höring (Rostock)	1922	1,9	—
	1924	4,1	—
	1927	6,8	—
3. Oberndorfer (München) . . .	1912—1924	2,0	5,0
	1924—1927	5,0	12,0
4. Schleussing (Düsseldorf) . . .	1911	0,4	6,9
	1928	1,8	11,2

So findet Fahr eine Zunahme der tödlichen Lungenembolie von 0,4—4,0$^0/_0$, also um das 10fache, Höring erhält eine Steigerung von 1,9$^0/_0$ auf 6,8$^0/_0$, Oberndorfer von 2 auf 5$^0/_0$ und Schleussing von 0,4 auf 1,8$^0/_0$. In der Zunahme stimmen also alle überein, in den Prozentzahlen bestehen ganz erhebliche Unterschiede.

Vergleichen wir jedoch damit die Zahlen, die Lubarsch bereits 1905 niedergelegt hat: 347 Lungenembolien unter 1932 Obduktionen, das sind 17,9$^0/_0$, so sehen wir eine Häufigkeit, die weit über die von Oberndorfer und Schleussing errechnete Steigerung des letzten Jahrzehnts hinausgeht. Wertheimer unter Fahr tritt zwar entschieden dafür ein, daß die Statistik der Emboliefälle tatsächlich eine Zunahme biete, unabhängig von Änderung des Krankenmaterials oder der Beobachtungsweise. Aber man kann sich doch des Eindrucks nicht erwehren, daß die Steigerung aller Zusammenstellungen sich im Vergleich zu den alten sorgfältigen Aufzeichnungen von Lubarsch noch in den Fehlergrenzen bewegt, die von veränderter Aufmerksamkeit abhängen. Lubarsch führt an, daß bei den von ihm selbst gemachten und kontrollierten Obduktionen der Prozentsatz der Thrombosen 31,3 war, bei den von Assistenten allein vorgenommenen aber nur 21,8$^0/_0$. Ich kann aus eigenen Erfahrungen das Ansteigen der Thrombosen mit vermehrter persönlicher Anteilnahme bestätigen. Änderungen der Sektionstechnik, z. B. die Erhaltung des Zusammenhangs der Brustorgane anstatt Herausnahme jedes einzelnen Organs, sowie regelmäßige Verfolgung der Gefäße tragen ebenfalls zur besseren Erfassung bei. Aber auch die Bewertung der Embolie als Todesursache kann sich ändern, worauf wir oben schon hinwiesen.

In den Zusammenstellungen wird auch versucht, den Ursachen der Embolie- bzw. Thrombosenzunahme näherzukommen. Die *Alterskurven* stimmen im ganzen gut überein, sie lassen ein Anwachsen mit höherem Lebensalter erkennen, dessen Gipfel zwischen dem 6. und 7. Jahrzehnt schwankt. Unsere Zusammenstellung läßt den gleichen Ablauf erkennen.

Tabelle 2. Altersverteilung der Embolien.

Alter	Hamburg (Fahr)	Rostock (Höring)	München (Oberndorfer)	Tübingen Embolien	Thrombosen
1—20	3	2	1	3	12
21—30	2	10	2	8	19
31—40	9	14	5	17	34
41—50	18	21	15	25	36
51—60	30	36	22	24	49
61—70	41	32	43	21	41
71—80	38	16	33	11	14

Bei der Verteilung der Emboliefälle auf die *Krankheitsgruppen* ist die vorwiegende Feststellung bemerkenswert, daß die Fälle der chirurgischen Abteilungen an der Steigerung nicht beteiligt sind, dagegen die Fälle bei internen Erkrankungen eine wesentliche Zunahme erfahren haben. Vor allem wird in der wachsenden Häufigkeit der Herz- und Gefäßkrankheiten ein Grund für die steigenden Emboliezahlen erblickt. Ich führe nur 3 Zusammenstellungen von FAHR, OBERNDORFER und SINGER an, deren Ergebnis sich noch viele andere Angaben des Schrifttums anschließen (HEGLER, KUHN, MARESCH). Es lag außerordentlich nahe, in den intravenösen Einspritzungen eine Thrombenbegünstigung zu suchen (FAHR, LINHARDT u. a.), sei es durch Veränderung der Blutbeschaffenheit oder durch Sensibilisierung des Gefäßendothels, wie wir sie oben bei Tierversuchen besprochen haben. Für die postoperativen Thrombosen hatte OEHLER besonders an eine Wirkung des Afenils gedacht. Doch hat diese Auffassung ganz entschiedene Ablehnung erfahren (HEGLER, OBERNDORFER, SINGER u. a.). Aber auch die Meinung, daß die verbesserte Behandlung der Herzerkrankungen gerade durch die Lebenserhaltung die Thrombo-Emboliegefahr vergrößere (OBERNDORFER, SINGER, MORAWITZ), hat nicht viel Wahrscheinlichkeit, da durchaus nicht die alten lang behandelten Herzfehler den Hauptanteil an den Emboliefällen haben.

Tabelle 3. Zusammenstellung der internen Emboliefälle nach Krankheitsgruppen.

	Gesamtzahl	Infektions-krankheiten	Herz-Gefäß-krankheiten	Verschiedene
Fahr	95	23	54	14
Oberndorfer	97	14	64	19
Singer (1913)	21	11	4	6
„ (1928)	49	7	29	13

Aber die wesentliche Beteiligung der internen Erkrankungen an der Emboliesteigerung wird keineswegs allgemein anerkannt. Auch den postoperativen Embolien wird eine deutliche, außerhalb des Rahmens periodischer Schwankungen liegende, zum Teil sehr erhebliche Zunahme zugesprochen (Payr). Überraschend ist, daß die puerperale Thrombose keine merkliche Zunahme erfahren hat, dagegen die Thrombose nach gynäkologischen Operationen eine Verdoppelung bietet, die Embolien aber sowohl bei geburtshilflichen wie gynäkologischen Fällen eine dreifache Zahl wie vor dem Jahre 1925 erreichen (A. Mayer).

Es ist außerordentlich schwer, durch alle diese widerspruchsvollen Zahlen hindurchzufinden, und zu den verschiedenen Schlüssen, die auf Ursache und Behandlung der wachsenden Thrombosegefahr gezogen werden, Stellung zu nehmen. Payr weist darauf hin, daß fast alle statistischen Erhebungen bewußt oder unbewußt in den Dienst eines als führend angesehenen Gesichtspunktes gestellt werden. So finden wir Schlüsse auf die Bedeutung der intravenösen Behandlung gezogen; andererseits gegen eine solche, auf eine Steigerung der Herz- und Gefäßkrankheiten, auf eine besondere Konstitution der Emboliker, auf Einflüsse der Ernährung, auf besondere, die Blutbeschaffenheit treffenden Schädlichkeiten des Großstadtlebens u. a. m.

Zuerst sind die bekannten Bedenken gegen alle medizinischen Statistiken zu wiederholen, deren Zahlen im allgemeinen viel zu klein sind und deren Unterlagen selbst am gleichen Institut oder Krankenhaus unkontrollierbaren Schwankungen unterliegen. Daß überhaupt nur durch Obduktion bestätigte Thrombosen und Embolien statistisch verwertbar sind, braucht wohl bei den schon besprochenen Fehlern der Diagnose nicht näher ausgeführt zu werden. Von Thrombosen selbst großer Abschnitte der Vena femoralis macht nur ein Teil deutliche klinische Erscheinungen, vor allem nicht die frischen, emboliebereiten Pfropfbildungen. Von Lungenembolien wird etwa nur die Hälfte klinisch mit einiger Sicherheit erfaßt. Ich habe an meinem Kölner Institut eine Zusammenstellung nach den Jahren, wie sie Fahr u. a. gebracht haben, aufgegeben, da außerordentlich große Änderungen in der Belegung der Krankenabteilungen und in der Zusammensetzung der Obduktionsfälle eine Beurteilung nicht zuließen. Zwischen Köln und Tübingen ist aber ein so großer Unterschied, daß die Zahl der Thrombosen 7,9% gegenüber 22,5% beträgt, die Zahl der Lungenembolien 4,5% gegen 11,9% der Obduktionen. Der Anteil der chirurgischen und internen Fälle ist dabei ein ganz anderer, ebenso der Altersklassen, daß sich Vergleiche gar nicht machen lassen.

Ich glaube, daß sich solche Verschiebungen der Hospitalisierung in vielen Orten und Krankenanstalten vollzogen haben. Sie hängen mit wirtschaftlichen Lagen, mit Veränderungen der sozialen Schichtung, mit Änderungen des vorherrschenden Krankheitsbestandes zusammen. Sie sind in chirurgischen und gynäkologischen Kliniken durch Bevorzugung bestimmter Operationen gegeben, wie ja doch der Anteil der Bauchoperationen im ganzen erheblich gestiegen ist. Am wenigsten kann der pathologische Anatom alle diese Schwankungen übersehen und in seinen Zusammenstellungen berücksichtigen. Aber auch er steht unter dem Einfluß einer bestimmten „Blickrichtung", wie wir oben schon hervorgehoben haben. Selbst für Zahlen, die am gleichen Institut, bei im ganzen gleichen Obduktionsziffern und Zusammensetzung des Materials gewonnen werden, wie es WERTHEIMER für Hamburg betont, ist dieser Faktor einzusetzen.

Im Vordergrund der Lehre von der Thrombose stand bisher die *Rolle der Kreislaufstörungen.* Wir finden das Spiegelbild davon in den meisten klinischen und pathologisch-anatomischen Statistiken. Neuerdings beginnt man der Veränderung der Blutbeschaffenheit mehr Aufmerksamkeit zu schenken. Die Bedeutung infektiöser Einflüsse wird meist mit Entschiedenheit, sowohl bei chirurgischen wie internen Zusammenstellungen abgewiesen. Wegen der Berechtigung solcher Ablehnungen verweise ich auf unsere Ausführungen. Dies alles zeigt, wie wenig man von einer objektiven Statistik sprechen kann.

Ich möchte nun einige Zusammenstellungen eigener Beobachtungen bringen.

Tabelle 4. Zusammenstellung der Thrombosen in Tübingen 1929—1931.

a) *Zahl der Obduktionen* 911
   Gesamtzahl der Thromben 205
   Prozentzahl 22,5
b) *Verteilung der Thrombosen:*
   Thrombose bei Männern 94
   Thrombose bei Frauen 111
   Chirurgische Klinik (einschließlich Ohrenklinik) 92
   Frauenklinik 43
   Innere Klinik (einschließlich Nerven- und Kinderklinik) 70
c) *Sitz der Thrombosen:*
   Thromben der Venen (einschließlich des rechten Herzens) . . . 157
   Thromben der Arterien und des linken Herzens 17
   Thromben der Venen der oberen Körperhälfte 23
   Thromben der Venen der unteren Körperhälfte 151
   Nicht festgestellt 31

Unter 911 Obduktionen des Tübinger Instituts, die Erwachsene und Kinder, mit Ausnahme von Neugeborenen erfassen, wurden 205 Thrombosen gefunden. Hierbei sind nicht alle kleinen örtlichen Thromben in Wundgebieten oder kleinen Beckenvenen mitgezählt, sondern nur solche, die als bemerkenswerter Befund in Erscheinung traten. Dadurch erklärt sich der Prozentsatz von 22,5, der unter den Zahlen von LUBARSCH bleibt. Die Verteilung der Fälle auf Männer und Frauen weist keinen erheblichen Unterschied auf. Ebenso entspricht die Bevorzugung der Venen der unteren Körperhälfte den allgemeinen Erfahrungen. Entgegen den anderen Zusammenstellungen haben die chirurgischen Thrombosen einen höheren Anteil als die bei inneren Krankheiten, aber dies entspricht dem ganz anderen Krankenbestand in den Universitätskliniken im Verhältnis zu städtischen Krankenanstalten.

Tabelle 5. Zusammenstellung der Lungenembolien Tübingen 1929/31.

		Prozent der Obduktionen	Prozent der Thromben
Obduktionen	911	—	—
Thrombose	205	22,5	—
Lungenembolien	109	11,9	53,1
Tödliche Lungenembolien . . .	58	6,3	35,3
Andere Embolien	28	3,0	13,6

Die Zahl von 109 Lungenembolien oder 11,9% der Obduktionen ist nahezu dem Prozentsatz der Zusammenstellungen von OBERNDORFER und SCHLEUSSING gleich. Die tödlichen Lungenembolien erscheinen aber mit 6,3% der Obduktionen höher und stehen der Zahl von HÖRING nahe. 53,1% aller Thrombosen haben zu Lungenembolie geführt, eine Zahl, die der Statistik von LUBARSCH nahe kommt, 35,3% haben mit tödlicher Lungenembolie geendet. Im Verhältnis dazu ist die Zahl von 3% Embolie in arterielle Gefäßgebiete gering. Die Übereinstimmung der Altersstufen mit den anderen Zusammenstellungen haben wir schon erwähnt. Der jüngste Fall von Lungenembolie betraf ein Kind von $1^1/_2$ Jahren mit Colisepsis; die älteste tödliche Lungenembolie wurde bei einer 95jährigen Frau festgestellt.

Bewegen sich somit unsere Aufzeichnungen im Rahmen anderweitiger Ergebnisse, so kommen wir bei der Ordnung nach Krankheitsgruppen zu einem anderen Bild. Die Einteilung, wie sie in den vorstehenden Tabellen von FAHR, HÖRING und OBERNDORFER, auch von SINGER gegeben wird, genügt nicht, um in die Vorbedingungen der Thrombosen und Embolien Einblick zu erhalten. Bei den Kreislaufstörungen muß vor allem untersucht werden, wieweit andere Einflüsse mitwirken. Wir haben in dem Abschnitt über Infektion als Grundlage der Thrombose darauf hingewiesen, daß nicht nur Infektionskrankheiten und ausgesprochen septischen Erkrankungen eine Rolle zukommt, sondern zu anderen Erkrankungen hinzutretende infektiöse Einflüsse im weiteren Sinne den Anstoß geben, vor allem bei begünstigender Kreislaufstörung. Wir haben die Bedeutung örtlicher Infektion und Gewebsnekrose, z. B. eines Druckbrandes, als Wurzelgebiet einer Thrombose behandelt, auch die Geschwülste und andere Gewebsabbauvorgänge in ihrer Einwirkung auf Blut und Gefäße betrachtet. Diese Gesichtspunkte müssen in der Zusammenstellung der Thrombose- und Emboliefälle berücksichtigt werden.

Auf meinem Königsberger Vortrag im letzten Jahr brachte ich eine Aufzeichnung aus meinem Kölner Institut über 140 Thrombosen, bei denen sich insgesamt 80 Lungenembolien und 57 tödliche fanden. Als Vorbedingungen kamen in Frage: in 67 Fällen infektiöse Veränderungen und Operationsfolgen, in 26 Fällen Geschwülste, in 20 Decubitus und in 50 Kreislaufkrankheiten. Hierbei sind zusammenfallende Bedingungen mehrfach gezählt. Die Zusammenstellung lenkt wohl den Blick auf die Rolle infektiöser Einflüsse, gibt aber doch noch kein klares Bild. Daher habe ich der Zusammenstellung über 205 Tübinger Thrombosefälle eine andere Einteilung gegeben, die sich den oben angeführten Tabellen anschließt, aber die einzelnen Gruppen weiter auflöst. Infektionskrankheiten schließen Pneumonie ein, wie auch Tuberkulose. Bei dieser kommt ja nicht nur die Wirkung der Tuberkelbacillen selbst in Betracht, sondern überall, wo ulceröse Vorgänge vorhanden sind, die wechselnden Grade der Mischinfektion. Bei örtlichen Infektionen sind Verletzungsfolgen gezählt, Mittelohrerkrankungen und ähnliche umschriebene eitrige Erkrankungen, vor allem sind Befunde von Druckbrand (Decubitus) einbezogen; mit Operation zusammenhängende Infektionen werden gesondert betrachtet. Operationsfolgen bedürfen wiederum einer verschiedenen Schätzung, je nachdem der Eingriff an einem primär infizierten Krankheitsherd erfolgte, z. B. bei Appendicitis, oder nach der Operation eine Infektion Platz griff. Nicht immer ist die Einreihung leicht, z. B. bei Prostatektomie, wo erst die Krankengeschichte Aufschluß geben kann. Infektiöse Prozesse brauchen dabei keineswegs

Tabelle 6. Ursächliche wichtige Befunde bei den Thrombosefällen.

1. Infektionskrankheiten (einschließlich Tuberkulose) 22
2. Örtliche Infektionen (einschließlich Decubitus) 41
3. Kreislaufkrankheiten:
    a) ohne Infektion 10
    b) mit Infektion 36
4. Operationsfolgen:
    a) bei primärer Infektion 36
    b) mit postoperativer Infektion 22
    c) mit anderen Komplikationen (Pneumonie u. a.) 16
    d) mit Kreislaufstörungen ohne Infektion 1
5. Geschwülste:
    a) ohne Operation 17
    b) mit Operation 54

einen klinisch bedeutungsvollen Charakter zu zeigen, sie müssen nur so erheblich sein, daß örtliche und allgemeine Rückwirkungen von ihnen ausgehen. Es ist nach unseren Ausführungen über die Bedeutung der Infektion für die Thrombose nicht überraschend, daß nur in einem einzigen Fall postoperativer Thrombose ein infektiöser Einfluß bei erheblicher atherosklerotischer Kreislaufstörung nicht verzeichnet war. Bei den Geschwülsten haben wir Stoffwechsel- und Abbauvorgänge zu berücksichtigen, die in ihrer allgemeinen Wirkung infektiösen Einflüssen gleichkommen, vor allem aber auch infektiöse Zerfallsvorgänge. Die Mehrzahl betrifft Carcinome. Operationsfolgen addieren sich zu diesen örtlichen und allgemeinen Begünstigungen; daher sehen wir die dreifache Zahl von Thrombosen bei operierten Geschwulstkranken.

Vor allem haben wir bei den Herz- und Gefäßerkrankungen solche mit infektiösen Einflüssen und ohne diese zu unterscheiden. Alle Herzklappenerkrankungen, die noch nicht abgelaufene endokarditische Veränderungen bieten, gehören ihrem ganzen Wesen nach naturgemäß zu den infektiösen Prozessen. Nur die völlig vernarbten Klappenfehler sind auszunehmen. Ebenso sind die Komplikationen mit anderen Infektionen, z. B. Pneumonie, Decubitus, Gangrän zu beachten. Die Zahl der Thrombosen bei Kreislauferkrankungen, bei denen keine begleitende Infektion verzeichnet war, tritt nach dieser Aussonderung erheblich zurück.

Die gleichen Beziehungen der Herz- und Gefäßerkrankungen lassen sich erkennen, wenn wir die Thrombosen bei internen Erkrankungsfällen allein ins Auge fassen. Unter 73 Thrombosen sind Kreislaufstörungen ohne infektiöse Mitwirkung nur bei 6 Fällen vermerkt, also in $8,2^0/_0$. In der Gesamtzahl unserer Thrombosen finden wir nur bei $4^0/_0$ keine Infektion beteiligt.

Tabelle 7. Thrombose nach inneren Erkrankungen.

1. Infektionskrankheiten (einschließlich Tuberkulose) 14
2. Herz- und Gefäßkrankheiten:
   a) ohne Infektion 6
   b) mit Infektion 34
3. Verschiedenes (Nervenkrankheiten u. a.):
   a) ohne Infektion 4
   b) mit Infektion 15

PAYR hat in seinen Gedanken und Beobachtungen über die Thrombo-Emboliefrage auf die Notwendigkeit hingewiesen, zwischen Tatsachen und Meinungen zu unterscheiden. Wir können bestätigen, daß die letzteren zahlreich sind, ebenso die Vorschläge, die zur Verhütung der Thrombosegefahr darauf gebaut sind. Gerade die Betrachtung der Häufigkeit hat uns gezeigt, wie schwer Tatsachenmaterial zu vergleichen und auszuschöpfen ist, um einseitige Schlüsse zu vermeiden.

Wir müssen Bedenken erheben gegen alle Folgerungen, die sich auf die Zunahme der Thromboembolien aufbauen, solange die Faktoren der Zahlenverschiebungen nicht sichergestellt sind. Es ist eine *wirkliche Zunahme ernstlich zu bezweifeln,* die nicht auf Änderung in dem Krankenbestand der Kliniken und Krankenanstalten beruht. Eine Sammelstatistik, wie sie PAYR anregt, müßte der gesamten Krankenbewegung der chirurgischen wie inneren Abteilungen kritische Beachtung schenken.

Ebenso ist es mit den Folgerungen, die aus statistischen und klinischen Beobachtungen auf die ursächlichen Beziehungen der Thrombosen gezogen werden. Auch hier genügen die üblichen Gruppen nicht, sondern es muß in jedem Fall den möglichen Bedingungen nachgegangen werden, um vergleichbare Aufstellungen zu erlangen.

Wir haben in dieser Abhandlung immer wieder die große Bedeutung der Kreislaufstörung für das Zustandekommen eines Thrombus gewürdigt, nur vor ihrer einseitigen Bewertung unter den zusammenwirkenden Bedingungen gewarnt. Unsere Zusammenstellung führt zum gleichen Ziel und weist uns wiederum auf die wesentliche Beteiligung der *infektiösen Einflüsse,* mit denen örtlich oder allgemein eine Änderung der Beziehungen von Blut und Gefäßwand verbunden ist.

In der praktischen Auswertung zur Verhütung oder Behandlung der Thrombosen stehen wir hiermit erst am Anfang. Aber es ist besser, sich dessen bewußt zu sein als auf Hypothesen Vorschläge zu gründen, die doch nur unsicher tastende Versuche sind.

Schlußsätze.

Pfropfbildung (Thrombose) ist mit dem Begriff der intravasculären Blutgerinnung nicht gekennzeichnet. Diese umfaßt nur einen Teil der Vorgänge, abgesehen von der reinen Gerinnungsthrombose (Fermentthrombose). Es gibt nur wenig Thromben ohne Gerinnungsvorgänge; sie lassen aber das wechselvolle Verhalten der Thrombenbildung nicht verstehen, vor allem nicht die Beziehungen zu bestimmten Stellen der Gefäßwand, die Eigentümlichkeiten im Bau und das Fortschreiten der Thromben.

Daraus geht hervor, daß die Gerinnungsfähigkeit des Blutes kein Maßstab für die Thrombenbereitschaft ist, ebensowenig Schwankungen in der Zahl der weißen Blutkörperchen und der Blutplättchen. Auch die Bestimmung der elektrischen Ladung der Blutplättchen würde nur einen Teilfaktor der Thrombenbildung treffen. Weder Blutgerinnung noch Plättchenagglutination erschöpfen das Wesen der Thrombose.

In die Veränderungen der Plasmabeschaffenheit gewährt die Messung der Senkungsgeschwindigkeit des Blutes einen gewissen Einblick, aber auch ohne bestimmte Schlüsse für die Thrombenbildung zu erlauben. Die Verschiebung im Kolloidbestand des Plasmas ist ebenfalls nur ein Faktor der Thrombenbegünstigung.

Ebensowenig befriedigt es, Thrombose als Absterbevorgang des Blutes zu bezeichnen. Der Untergang der Blutelemente ist das Ende, am Anfang stehen Lebensvorgänge verschiedener Art, die sich zwischen Blut und Gefäßwand abspielen.

Stromstillstand oder Strombehinderung stellt eine Begünstigung der Thrombenbildung dar. Im Bau eines Thrombus kommen die Strömungsverhältnisse zum Ausdruck, vor allem in den Wirbel- und Sandbankbildungen an der Stelle der Hindernisse. Die Entstehung der Thromben ist jedoch allein mit Kreislaufstörungen nicht zu erklären, da selbst in abgebundener Gefäßstrecke das Blut flüssig bleibt.

Schädigungen der Gefäßwand mit Bildung von Rauhigkeiten und Verlust des gerinnungshemmenden Endothels führen wohl, vor allem mit gleichzeitigen Kreislaufstörungen, zu örtlichen Pfropfbildungen, genügen aber nicht zur Entstehung einer fortschreitenden Thrombose. Auch werden bei den spontanen Thromben gröbere Schädigungen der Intima vermißt.

Zwischen Gefäßwand und Blut bestehen aber Wechselwirkungen, die im Tierversuch durch gesteigerte Resorptionsleistungen verändert werden und unter bestimmten Bedingungen zu einer erhöhten Reaktionsbereitschaft des Gefäßendothels führen. Beobachtungen an menschlichen Gefäßen bestärken die Auffassung, daß auch in ihnen solche Reaktionsänderungen vorkommen und eine Thrombenbereitschaft bedingen.

Soweit also nicht grobe Störungen der Wand und der Blutbeschaffenheit (Fermentthrombosen) vorliegen, wird die Grundlage einer Thrombose von einer Änderung der Beziehungen zwischen Blut und Gefäßwand gebildet, vor allem durch Reaktion gegenüber erhöhtem Eiweißabbau. Es entstehen bei erneuten Anforderungen Niederschlagsbildungen oder zellige Reaktionen, die bei hinzutretender Kreislaufstörung oder begünstigender allgemeiner Blutbeschaffenheit zur Thrombose führen.

Die Rolle einer *Infektion* kann bei der Entstehung einer Thrombose eine verschiedene sein. Es können Keime aus dem Quellgebiet einer Vene an reaktionsbereiter Stelle haften bleiben und thrombotische Abscheidung veranlassen. Das ist z. B. bei mehrfachen klappenständigen Thromben anzunehmen, die von einem Wundgebiet in den Hauptstamm der Vene hinaufreichen. Oder es können bei ausgebreiteter Reaktionsbereitschaft des Körpers entfernt vom Krankheitsort Abscheidungen erfolgen und bei Stromverlangsamung zu größerer Pfropfbildung führen. So entstehen die Fernthrombosen. Von den keimfreien, blanden Thromben bis zur Thrombose mit entzündlicher Wandreaktion (Thrombophlebitis), schließlich bis zur reinen eitrigen Phlebitis wird eine Stufenleiter der Beziehungen zwischen Keimen und Gefäßwand, vom Reaktionserfolg bis zum Versagen gebildet.

Art, Größe und Schicksal eines Thrombus hängen von dem Zusammenwirken der verschiedenen Bedingungen ab. Im *Bau* des Thrombus spiegelt sich seine Entstehungsgeschichte wider.

Hierbei ist die Unterscheidung des *örtlichen* (ortsständigen) Thrombus und der *fortschreitenden* Thrombose notwendig. Man darf sich ferner

nicht begnügen, die Thromben in ihrem Hauptteil, den großen Gefäßgebieten zu untersuchen, sondern muß dem Ort der ersten Abscheidung,
dem *Wurzelgebiet* nachgehen, um die Thrombenbildung aufzuklären.
Örtliche Bedingungen (Wundgebiet, Gewebsnekrose, Decubitus) führen
zur ersten Abscheidung, von ihrem Weiterwirken oder allgemeinen Einflüssen hängt die fortschreitende Anlagerung ab.

Dem Fortschreiten kommt die wesentliche Bedeutung für die *Thrombose als Krankheit* zu. Die örtliche Thrombenbildung kann als günstige
Reaktion erscheinen. In der schubweisen Thrombose (chronisches
Thrombenleiden), die mit Organisation und neuen Abscheidungen verläuft, kommt das Fortbestehen oder immer erneute Auftreten begünstigender Bedingungen zum Ausdruck. Plötzliche Umstimmungen des Verhältnisses zwischen Gefäßwand und Blut bewirken die Abscheidung
großer Ausgüsse, die leicht zur Verschleppung (Embolie) kommen. Am
Ende der Reihe stehen Thrombophlebitis und Phlebitis als Ausdruck
verminderten Reaktionserfolges.

Der *Embolie* kommt unter den Ausgängen der Thrombose die größte
praktische Bedeutung zu. In $53,1^0/_0$ aller Thrombosen trat Lungenembolie ein, in $35,3^0/_0$ war sie tödlich.

Die Beurteilung einer Lungenembolie muß sich nach der Ausdehnung
der Gefäßverlegung richten. Eine Ausschaltung von $2/_3$ des Lungen-
kreislaufes ist als tödlich anzusehen. Doch müssen krankhafte Veränderungen, die Blutversorgung oder Atmungsfläche beschränken,
berücksichtigt werden.

Etwa nur die Hälfte der tödlichen Lungenembolien macht klinisch
typische Erscheinungen. Es überwiegt das Hineinschleudern mehrfacher
Pfröpfe, auch die schubweise Embolie gegenüber den großen, langen
Ausgüssen. Die erfolgreiche operative Bekämpfung des Embolietodes
wird immer ein Glücksfall bleiben.

Die *gekreuzte Verschleppung* (paradoxe Embolie) ist kein so seltenes
Vorkommen, jedoch kann diese durch gleichzeitige Thrombenbildung
in Körpervenen und im linken Herzen vorgetäuscht werden. Der rückläufigen Verschleppung (retrograden Embolie) kommt eine praktische
Bedeutung nicht zu.

Gegen die von vielen Seiten behauptete *Zunahme der Thrombosen
und Embolien* müssen Bedenken erhoben werden, da die Statistik, auch
wenn sie sich auf Obduktionsergebnisse stützt, sehr vielen Fehlern
unterworfen ist. Vor allem ist vor weitgehenden Folgerungen auf die
Ursache der Thrombenzunahme und darauf begründete Maßnahmen
zu warnen.

Eigene Zusammenstellungen lassen etwa gleiche Zahlenverhältnisse
erkennen, wie frühere Aufstellungen von LUBARSCH. Herz- und Kreislauferkrankungen haben keineswegs den überragenden Anteil, der ihnen
zugeschrieben wird, vielmehr läßt sich auch zahlenmäßig die große
Bedeutung infektiöser Einflüsse erkennen.

Hiermit wollen wir unsere Ausführungen schließen, in denen wir uns bemüht haben das Wesen und die Bedeutung der Thrombose zu beleuchten. Wir haben uns von der vorwiegenden Betonung der mechanischen Kreislaufverhältnisse freizumachen versucht und auch in Änderungen der Blutbeschaffenheit nicht die alleinige Lösung finden können, vielmehr in den Beziehungen von Blut und Gefäßwand unter wechselvollem Zusammenwirken örtlicher und allgemeiner Bedingungen die Grundlage der Thrombose erkannt. Damit wird die Thrombose zu einem *Lebensvorgang,* der wohl zunächst verwickelter erscheint, schließlich aber doch in der Vielfältigkeit der Entstehung, der Formen und der Ausgänge besserem Verständnis zugeführt wird.

Literaturverzeichnis.

ANITSCHKOFF: Zur Frage der Verteilung intravenös eingeführter Kolloidsubstanzen. Klin. Wschr. 1924, Nr 38. — APITZ: Über den Bau jüngster Blutplättchenthr. Zbl. Path. 50 (1930). — ASCHOFF, L.: Thrombose und Embolie. Verh. Ges. dtsch. Naturforsch. 1911. — Thrombose und Sandbankbildung. Beitr. path. Anat. 52 (1912). — Vorträge über Pathologie. Jena: Gustav Fischer 1924. — ASCHOFF, v. BECK, DE LA CAMP u. KRÖNIG: Beitrag zur Thrombosefrage. Leipzig 1912.

BAUMGARTEN, P.: Entzündung, Thrombose, Embolie und Metastase im Lichte neuerer Forschung. München: J. F. Lehmann 1925 (Lit.). — BENEKE, R.: Die Thrombose. Handbuch der allgemeinen Pathologie von KREHL-MARCHAND, Bd. 2, 2. Abtl. (Lit.). — BLOHMKE: Sinusthrombose. 91. Verslg Ges. dtsch. Naturf. u. Ärzte, Königsberg. 1931. — BÖTTNER: Thrombose und Embolie. 91. Verslg Ges. dtsch. Naturf. u. Ärzte Königsberg. 1931. — BOSHAMER: Untersuchungen zur Entstehung postoperativer Thrombosen. Klin. Wschr. 1927, Nr 16, 740. — BOSHAMER, K.: Untersuchungen über die Thrombenentstehung und Prophylaxe. Z. Chir. 221, 39 (1929). — Bemerkungen zur Thrombose prophylaxe mit Tyroxin. Münch. med. Wschr. 1931, Nr 10. — BÜRKER, K.: Die körperlichen Bestandteile des Blutes. Handbuch der normalen und pathologischen Physiologie. Bd. 6, S. 1. 1928.

CORDUA, R. u. HARTMANN: Gerinnungs- und Senkungsbeschleunigung des Blutes. Klin. Wschr. 1926, Nr 49, 2309. — CRAMER, C. D.: Thrombophlebitis op Afstand II. Nederl. Tijdschr. Verloskde 3 (1930).

DIETRICH, A.: Experimente über Thrombenbildung. Verh. dtsch. path. Ges. 15, 372 (1912). — Thrombose bei Druckbrand. Virchows Arch. 226 (1919). — Thrombose nach Kriegsverletzung. Jena: Gustav Fischer 1920. — Der erste Beginn der Thrombenbildung. Verh. dtsch. path. Ges. 18 (1921). — Die Entwicklung der Lehre von Thrombose und Embolie seit VIRCHOW. Virchows Arch. 235 (1921). — Thrombopathie mit parietaler Herzthrombose und paradoxer Embolie. Virchows Arch. 254, 3 (1925). — Versuche über Herzklappenentzündung. Z. exper. Med. 50, H. 1/2 (1925). — Störungen des Kreislaufs. Grundriß der allgemeinen pathologischen Anatomie (S. HIRZEL), 1928. — Endokarditis und Allgemeininfektion. Münch. med. Wschr. 1928, Nr 31, 1328. — Endothelreaktion und Thrombose. Münch. med. Wschr. 1929, Nr 7, 272. — Einige bemerkenswerte Beobachtungen von Thrombose und Embolie. Chirurg 1, H. 11 (1929). — Wesen und Bedingungen der Thrombose und Embolie. (Naturforscherversammlung Königsberg.) Klin. Wschr. 1931, Nr 2, 54—58. — DIETRICH, A. u. SCHRÖDER: Abstimmung des Gefäßendothels als Grundlage der Thrombenbildung. Virchows Arch. 274 (1929).

EBERTH, C. J. u. C. SCHIMMELBUSCH: Die Thrombose nach Versuchen und Leichenbefunden. Stuttgart: Ferdinand Enke 1888. — EMMERICH, F.: Beitrag zur experimentellen Thrombenbildung. Arch. klin. Chir. 147, 3, 499 (1927). — Esch, A.: Pathologisch-anatomische Veränderungen am Blutleitersystem des Menschen bei otogener Allgemeininfektion. Z. Hals- usw. Heilk. 9, H. 1 (1928). — Ewald, W.: Zur Morphologie der Immunitätsreaktion. Beitr. path. Anat. 83, 681 (1930).

Fahr, Th.: Neuerdings beobachtete Häufung von Todesfällen an Thrombose und Lungenembolie. Klin. Wschr. 1927, Nr 6. — Fehling, Hermann: Thrombose und Embolie nach chirurgischen Operationen. Stuttgart: Ferdinand Enke 1920. — Fischer-Wasels, B.: Endothel, Thrombose und Embolie. Dtsch. med. Wschr. 1929, Nr 13/14. — Fischer-Wasels, B. u. Tannenberg: Die lokalen Kreislaufstörungen. Handbuch der normalen und pathologischen Physiologie, Bd. 7, S. 2. 1928. — Fonio, H.: Die Gerinnung des Blutes. Handbuch der normalen und pathologischen Physiologie, Bd. 6, S. 1. 1928. — Francke, F.: Zur Thrombosefrage. Münch. med. Wschr. 1931, Nr 10. — Frey, H. C.: Thrombopoese und Immunität. Arch. f. Med. 162 (1928). — Frey, S.: Über die Todesursache bei Lungenembolie. Zbl. Chir. 1930, Nr 4. — Fuchs, R.: Ätiologie der Thrombose. Inaug.-Diss. Würzburg 1912. — Neue Theorie der Blutgerinnung. Klin. Wschr. 1930, Nr 6, 243.

Gerlach, W.: Embolie. Neue dtsch. Klin. 3 (1929). — Govaerts, P.: Causes et mécanisme d. l'embolie postoperatoire. Soc. internat. Chir. Varsovie 1929. — Groedel, F. M., Schneider u. Wachter: Röntgenologische Serienuntersuchung zum Vorgang der Embolie. Fortschr. Röntgenstr. 37 (1928). — Grueter, O.: Die Wurzelgebiete der Hirnsinusthrombosen. Virchows Arch. 247, H. 2. — Gutschy: Zur Morphologie der Blutgerinnung und Thrombose. Beitr. path. Anat. 34 (1903).

Hanser, R.: Thrombose und Embolie. Erg. Path. 19 (1921) (Lit.). — Hegler, C.: Die Thrombosekrankheit. Karlsb. ärztl. Vortr. 10 (1929). Dtsch. med. Wschr. 1927, 41. — Helly, K.: Blutpartialströme und Embolielokalisation. Z. exper. Med. 68 (1929). — Henschen, F.: Über eine eigenartige mit Thrombenbildung verbundene Reaktion des Gefäßendothels. Acta med. Scand. (Stockh.) 65, 516, 539 (1927). — Herzog, S.: Über hyaline Thrombose der kleinen Nierengefäße und einem Fall von Thrombose der Nebennieren. Beitr. path. Anat. 56 (1913). — Herzog, S. u. Schopper: Über das Verhalten der Blutgefäße. Arch. exp. Zellforschg 11, H. 1/2 (1931). — Heusser, H.: Postoperative Blutveränderungen und ihre Bedeutung für die Entstehung der Thrombose. Dtsch. Z. Chir. 210, H. 1. — Höring, F. O.: Über die Zunahme der tödlichen Lungenembolie. Z. Chir. 207 (1928). — Hoffmann, F. B.: Über Blutplättchenzählung. Dtsch. med. Wschr. 1926, Nr 21, 861. — Hueck, Payr u. Morawitz: Über Thrombose. Med. Ges. Leipzig. Münch. med. Wschr. 1929, Nr 37, 1574. — Hutter u. Urban: Zur Frage der Embolie und Thrombose bei chirurgischen Untersuchungen, besonders kaustischen Zerstörungen. Arch. f. Chir. 160 (1930).

Jaffé: Überleben von Lungenembolie. Dtsch. med. Wschr. 1929, Nr 51. — Jürgens, R.: Klinische und experimentelle Untersuchungen mit dem Capillarthrombometer. Arch. f. Med. 170 (1931).

Klemensievicz, R.: Experimentelle Untersuchungen am Blute und den Blutgefäßen von Amphibien über die erste Anlage von Thrombose. Beitr. path. Anat. 63 (1916). — Kriele: Der diagnostische Wert mikroskopischer Blutsenkungsbeobachtung. Z. Gynäk. 96 (1931). — Kuhn, J. K.: Die Bewegung der Thrombose und Embolie. Mitt. Grenzgeb. Med. u. Chir. 41 (1929). — Kuntzen, H.: Erhöhung der Thrombosebereitschaft durch chronische Vergiftung mit Autoabgasen. Dtsch. med. Wschr. 1931, Nr 31. — Kusama: Aufbau und Entstehung der toxischen Thrombose. Beitr. path. Anat. 55 (1913).

Laker: Zur Morphologie der Blutgerinnung. Virchows Arch. 116 (1899). — Lampert: Die Bestimmung der Blutgerinnungszeit. Münch. med. Wschr. 1930,

Nr 14. — Die physikalische Seite des Blutgerinnungsproblems. Leipzig 1931. — LINHARDT: Über die Zunahme der Häufigkeit von Thrombose und Embolie. Zbl. Chir. **1926**, Nr 46. — LUBARSCH, O.: Die allgemeine Pathologie. Wiesbaden: J. F. Bergmann 1905. — Thrombose und Infektion. Berl. klin. Wschr. **1918**, Nr 16, 225.

MARESCH, R.: Haben Thrombosen und Embolien zugenommen? Wien. klin. Wschr. **1928**, Nr 51. — MARTIN: Darstellung der Embolie im Röntgenfilm. Zbl. Chir. **1929**, Nr 10. — MAYER, A.: Thrombose und Embolie vom Standpunkt des Gynäkologen. Münch. med. Wschr. **1931**, Nr 5. — MORAWITZ, P. u. R. JÜRGENS: Thrombasthenie. Münch. med. Wschr. **1930**, Nr 47.

NAEGELI, O.: Blutkrankheiten, 5. Aufl., 1931. — NARGAAD, K. v.: Über die Bewertung der Senkungsreaktion im Rahmen funktioneller Zellpathologie. Klin. Wschr. **1929**, Nr 34. — NIPPE: Beiträge zur Thrombosefrage. Echte Knotenbildung in einem Lungenembolus. Dtsch. Z. gerichtl. Med. **15**, H. 3/4. — NORDMANN, O.: Dtsch. med. Wschr. **1927**, Nr 31; Med. Klin. **1927**, 1470. — NORDMANN, O.: Thrombose und Embolie bei chirurgischen Erkrankungen. Chirurg **2** (1930). — NÜRNBERGER: Über die Zunahme der Thrombose und Embolie. Med. Klin. **1930**, Nr 1.

OBERNDORFER, S.: Die Zunahme der Lungenembolien. Münch. med. Wschr. **1928**, Nr 16. — OEHLER, J.: Häufung der postoperativen tödlichen Lungenembolien. Münch. med. Wschr. **1927**, Nr 39.

PARTOS, A. u. FR. SVEC: Gesetzmäßiger Zusammenhang zwischen Blutzuckergehalt und Blutgerinnungszeit. 2. Mitt. Pflügers Arch. **219**, H. 3/4, 481 (1928). — PAYR, E.: Gedanken und Beobachtungen über die Thrombo-Emboliefrage. Zbl. Chir. **1930**, Nr 16. — PETREN, G.: Studien über obturierende Lungenembolien. Beitr. klin. Chir. **84** (1913).

REHN: Der Emboliker. Klin. Wschr. **1926**, Nr 38. — RIBBERT, H.: Über Thrombose. Dtsch. med. Wschr. **1912**, Nr 34. — Agonale Thrombose. Dtsch. med. Wschr. **1916**, Nr 1. — Die Phlebolithen. Virchows Arch. **223** (1917). — RITTER, A.: Über die Bedeutung des Endothels für die Entstehung der Venenthrombose. Jena: Gustav Fischer 1926. — Endothel und Thrombenbildung. Dtsch. med. Wschr. **1928**, Nr 47.

SARASOFF, D.: Statistisches über das Vorkommen der Thrombose und Embolie in Leipzig. Arch. f. Chir. **161** (1930). — SCHRÖDER: Über die Thrombose der Nierenvenen. Virchows Arch. **262**, 634. — SIEGMUND, H.: Untersuchungen über Immunität und Entzündung. Verh. dtsch. path. Ges. 19. Tagg Göttingen, April **1923**. — Über die Reaktion der Gefäßwände und des Endokards bei experimentellen und menschlichen Allgemeininfektionen. Verh. dtsch. path. Ges. 20. Tagg Würzburg **1915**. — Reticuloendothel und aktives Mesenchym. Med. Klin. **1927**, H. 1. — SILBERBERG: Die zellbildende Fähigkeit des Gefäßendothels. Verh. dtsch. path. Ges. 25. Tagg Berlin **1930**. — SINGER, B.: Über die Zunahme von Thrombosen und Embolien in den letzten Jahren und über das Auftreten von Spontanthromben. Dtsch. Arch. klin. Med. **164**, H. 3/4 (1929). — STARLINGER, W. u. SAMETINCK: Über die Entstehungsbedingungen der spontanen Venenthrombose. Klin. Wschr. **1927**, Nr 27. — STARLINGER u. SKRAMLIK: Entstehungsbedingungen der Venenthrombose. Klin. Wschr. **1927**, Nr 26. — STARLINGER, W.: Physiologisch-chemischer Zustand der zirkulierenden Eiweißkörper. Zbl. inn. Med. **1927**, Nr 17. — STOCHER: Über Thrombose und Lungenembolie bei Erkrankungen und Operation am Zentralnervensystem. Arch. f. Chir. **160** (1930). — STUBER, B. u. K. LANG: Pathogenese und Therapie der Thrombose. Klin. Wschr. **1930**, Nr 24. — Die Physiologie und Pathologie der Blutgerinnung. Berlin 1930.

VERPAHL, Fr.: Über Sinusthrombose und ihre Beziehung zu Gehirn- und Piablutungen. Beitr. path. Anat. **55** (1913). — VERSÉ: Autochthone Sinusthromben im Wochenbett. Ärzte-Ver. Marburg, 18. Juli 1928. Münch. med. Wschr. **1928**,

Nr 35, 1529. — Virchow, R.: Handbuch der speziellen Pathologie und Therapie, 1854. — Phlogose und Thrombose im Gefäßsystem. Ges. Abh. **1856**, 458.

Waldschmidt-Leitz, Stadler u. Steigerwald: Über Blutgerinnung, Hemmung und Beschleunigung. Z. physik. Chem. **183**, 39 (1929). — Wassiljeff, J.: Über zunehmende Häufigkeit von Thrombose und Embolie. Kazan. med. ž. **1929**; Zbl. Path. **47**, Nr 2 (1929). — Wermbter, F.: Statistische Beiträge über Thrombose und Lungenembolie. Zbl. Gynäk. **1925**, Nr 28. — Wertheimer, C.: Über Zunahme der Thrombose und Embolie. Klin. Wschr. **1931**, Nr 30 (Lit.). — Wildegans, N.: Zur Entstehung der Venenthrombose. Mitt. dtsch. Chir.kongr. **1927**. Arch. klin. Chir. **148**, 592. — Wittig, M.: Über die sog. paradoxe Embolie. Z. Kreislaufforschg **1927**, Nr 15. — Wöhlisch, E.: Physiologie und Pathologie der Blutgerinnung. Erg. Physiol. **28** (1929) (Lit.).

Zurhelle, E.: Experimentelle Untersuchungen über Thrombenbildung. Med. Klin. **1909**, Nr 45. — Experimentelle Untersuchungen über die Beziehung der Infektion und Fibringerinnung zur Thrombenbildung. Beitr. path. Anat. **47** (1910).